認知症 *plus*
若年性認知症

多職種協働で取り組む生活支援

編集
山川みやえ
繁信和恵
長瀬亜岐
竹屋 泰

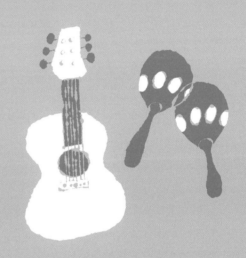

日本看護協会出版会

はじめに

　行政的には 65 歳未満で発症する認知症のことを若年性認知症という。それは誰にとっても想定外の病気であり、50 代・60 代で発症する人の多くは認知症になったことを受け入れるばかりか、まず現実として認識することさえ難しい。なかには 40 代で認知症疾患を発症する人もいるし、本書ではアルツハイマー型の認知症ではないが 20 代で発症した珍しいケースも紹介している。本人たちの直面する苦悩はどれも計り知れないものである。

　本来、認知障害を引き起こす変性疾患の代表であるアルツハイマー型認知症の最大のリスクファクターは加齢だが、そもそも何歳であろうと受け入れることなどできない病気だ。それは家族にとっても同じである。

　「母の診断は、若年性のアルツハイマー型認知症でした。私の人生の中で一番ショックな出来事です。これからゆっくり第二の人生を過ごしてもらいたかったのに……。私たちも大変ですが、何よりも母自身が一番つらいんだと思います」（母の介護をする 20 代女性）

　「いずれ辞めるときはくるんでしょうが、自分で "もうできない" と思うまで、仕事をやらせてあげたいんです」（夫の介護をする 50 代女性）

　「"介護保険サービスを受ける" なんて、いきなり言われても、お年寄りの中に（まだ若い）母が一人（デイサービスに）いる姿を見るのは、娘としてはいたたまれないことです」（母の介護をする 40 代女性）

　認知症疾患の症状やそれに伴う家族の苦労はきわめて多様である。介護者の立場も子どもや配偶者、高齢の両親など幅広く、本来それぞれが果たすべき家庭での役割を全うしたいと皆願っている。若くして認知症となった本人に現れるさまざまな変化に戸惑いながら、どのように支えるのかを懸命に考え、いろいろなことを調べ、少しでもよりよい生活環境をつくっていこうと毎日奔走している。また、そこで出会うさまざまな専門職の存在がいかに大きかったか、と語ってくれる人もいる。

　「好きで一緒になり、結婚して、子どもには残念ながら恵まれなかったけど、日々穏やかに暮らしていたんです。それは本当に感謝すべきことだったのだ、と気づきました。毎日、気持ちが追いつかないんですよ。"これが認知症の症状なのか" と、ようやく慣れたと思うとまた次の症状が現れて、そうして変わってしまった妻に慣れることに、また時間がかかってしまうから。みなさんに助けられたおかげで今があるのですが、この追いつかない気持ちは、ずっと消えることはないんでしょうね。僕が自分でなんとかするしかないんだと思っています」（妻の介護をする 50 代男性）

本書では、多くの認知症当事者と接してきた幅広い専門職が、疾患とその実態について詳しく解説している。また、9人の若年性認知症者の事例を取り上げ、発症から本人と家族を専門職がどのように支援してきたかを多職種でディスカッションし、その内容をていねいに記述している。さまざまなケースを紹介しているが、若年性認知症をもつ人の生活を分類したいわけではない。ではなぜ筆者らがそれぞれの事例の背景に深く分け入ろうとするのか。その理由は、当事者の目線でこの病気と向き合うとき、彼ら一人ひとりが送る生活の中から「認知症」だけを切り離して考えることなどできないからである。読者の皆さんには、何よりもそうした視線を大事にしながら、若くして認知症疾患になってしまった本人と家族介護者の直面する「追いつかない気持ち」に、専門職がどう伴走すべきかをぜひ考えてほしい。

　あらためて、事例を提供してくれた患者さま、家族の皆さまに深く感謝したい。そして今日も試行錯誤しながら、少しでも患者・家族の生活のかたちに合う支援を提供しようと現場で工夫を重ね実践する執筆者の方々、また企画から編集まで担当し、最後までよりよい本にしようとしてくれた日本看護協会出版会の村上陽一朗氏に大変お世話になった。この場を借りて感謝申し上げたい。

2022年3月　編者一同

第3章 若年性認知症をもつ人に特有の問題

執筆者一覧

編集・執筆

山川 みやえ	大阪大学大学院医学系研究科 保健学専攻老年看護学 准教授
繁信 和恵	公益財団法人 浅香山病院 認知症疾患医療センター長
長瀬 亜岐	日本生命済生会 日本生命病院 診療看護師
竹屋 泰	大阪大学大学院医学系研究科 保健学専攻老年看護学 教授

執筆 (執筆順)

稲田 敬子	公益財団法人 浅香山病院 認知症ケア専門士
平井 敬子	在宅サービスコープヘルパーステーション堺東 居宅介護支援 介護支援専門員／介護福祉士
高橋 伸平	社会福祉法人ジー・ケー社会貢献会 特別養護老人ホーム グルメ杵屋社会貢献の家 看護師
三好 豊子	公益財団法人 浅香山病院 認知症看護認定看護師
山本 朝美	公益財団法人 浅香山病院 認知症看護認定看護師
佐古 真紀	公益財団法人 浅香山病院 精神保健福祉士
宮崎 宏興	特定非営利活動法人 いねいぶる 理事長／作業療法士
柴 珠実	愛媛大学医学部 看護学科 講師
清水 美代子	つなぐ手と手／若年性認知症とともにあゆむ 子いるかの会／保健師
荻田 藍子	兵庫県社会福祉協議会 福祉支援部 部長／ひょうご若年性認知症支援センター 所長

第1章　若年性認知症をとりまく実情

若年性認知症の実態
老年期の認知症とどう違うのか

公益財団法人 浅香山病院 認知症疾患医療センター長 **繁信 和恵**

日本の若年性認知症の疫学

　若年性認知症は、18 ～ 64 歳までの間に発症し、現在の年齢も 64 歳以下である認知症の総称である（例：58 歳で発症し現在 63 歳なら若年性認知症であり、62 歳で発症し現在 70 歳ならその人は現在は若年性認知症ではない）。本邦ではこれまでに 3 回の全国調査が行われている（表 1）。

　第 1 回全国調査（1996 ～ 1999 年度 厚生科学研究費補助金精神保健医療研究事業

表 1 　若年性認知症の全国調査

	第 1 回全国調査	第 2 回全国調査	第 3 回全国調査
● 研究名	若年痴呆の実態に関する研究	若年性認知症の実態と対応の基盤整備に関する研究	若年性認知症の有病率及び大都市における認知症有病率～
● 調査期間	1996～1999 年度	2006～2008 年度	2017～2019 年度
● 対象地区	青森県、群馬県、徳島県、北九州市、八王子市の 5 地域	茨城県、富山県、熊本県、群馬県、愛媛県、徳島市、横浜市港北区の 7 地域	北海道、山形県、福島県、新潟県、群馬県、茨城県、山梨県、愛知県、大阪府、愛媛県、東京都の11地域
● 有病率	人口10万人対32人	人口10万人対47.6人	人口10万人対50.9人
● 認知症の種類と割合			
脳血管性認知症	43.9％	39.8％	17.0％
アルツハイマー型認知症	16.8％	25.4％	52.6％
高次脳機能障害（頭部外傷など）	13.0％	7.7％	4.2％
前頭側頭型認知症	不明	3.7％	9.4％
アルコール性認知症	4.2％	3.5％	2.8％
レビー小体型認知症	不明	3.0％	4.2％

「若年痴呆の実態に関する研究」）では、調査された5地域全体では有病率は人口10万人対32人（男性154人、女性22人）、平均年齢55.7歳であった。認知症疾患の種類と割合では、脳血管性認知症が第1位で以下アルツハイマー型認知症、頭部外傷、アルコール性認知症、脳腫瘍、てんかん、パーキンソン病と続いた。

　2回目の調査は2006〜2008年度の厚生労働科学研究（研究代表者朝田隆）によって行われ、若年性認知症の有病率は18〜64歳人口10万人対47.6人、有病者数は3.78万人という推定結果が得られている。認知症の種類と割合では、脳血管性認知症が第1位で以下、アルツハイマー型認知症、高次脳機能障害関連、前頭側頭葉変性症（frontotemporal lobar degeneration：FTLD）、アルコール性認知症、レビー小体型認知症と続いた。

　最も新しい3回目の調査、第3回全国調査（2017〜2019年度厚生労働省老人保健健康増進等事業「若年性認知症の有病率及び大都市における認知症有病率に関する調査研究事業（研究開発代表者粟田主一）」では、わが国の若年性認知症有病率は人口10万対50.9（95%CI：43.9-57.9）と推定された。40歳以前では年齢階級による有病率の増加はわずかであるが、40歳以降では年齢階級が5歳あがるごとに有病率がほぼ倍増することが確認された。認知症疾患の種類と割合では（同調査では65歳未満で発症し既に65歳を超えている者も調査している）、アルツハイマー型認知症57.3%（65歳未満：52.6%、65歳以上：63.7%）、脳血管性認知症15.5%（65歳未満：17.0%、65歳以上：13.4%）、前頭側頭型認知症10.0%（65歳未満：9.4%、65歳以上：10.9%）、レビー小体型認知症／パーキンソン病による認知症4.1%（65歳未満：4.2%、65歳以上：4.0%）、高次脳機能障害2.8%（65歳未満：4.2%、65歳以上：0.5%）、アルコール性認知症2.5%（65歳未満：2.8%、65歳以上：2.1%）、脳炎による認知症0.7%（65歳未満：1.2%、65歳以上：0.2%）であった。

世界の若年性認知症の疫学

　世界の各地にあるアルツハイマー協会のホームページを見ると、オーストラリアの若年性認知症者の数はおよそ26,000人、イギリスでは約42,000人（アルツハイマー型認知症33%、脳血管性認知症20%、前頭側頭型認知症12%、レビー小体型認知症10%、コルサコフ症候群10%）とされている。オーストラリアの人口は日本の約1／5、イギリスの人口は日本の約1／2のため、日本の若年認知症の約4万人と比較すると、前者は日本の3倍、後者は2倍いることになる。調査方法などに違いがあるにせよ、有病率に換算すると日本の調査結果の2倍以上の差がみられる。諸外国とのこうした相違は今後検討されるべき課題である。

若年性認知症は増加しているのか？

　有病率だけを見ると、全国調査の結果からわかるように若年性認知症は増加傾向にあると言える。第1回の調査が行われた1996年から第3回の調査が行われた2017年の20年間で、認知症の診断技術の進歩や若年性認知症に関する一般住民や地域社会、企業への啓発の広まりは目を見張るものがあり、筆者は近年の有病率上昇にはこれらの要因が大きいと考えている。一方で若年性認知症の認知の広がりとともに、成人の発達障害等が若年性認知症と過剰診断されていることもある。

老年期の認知症との違い

　一番大きな違いはもちろん発症年齢である。それに加え、専門職としてかかわる看護師が知っておくべきことは、認知症の原因となる疾患が老年期の認知症と異なり非常に多岐にわたるという点である。65歳未満で発症する遺伝性疾患や国の難病に指定されている脳変性疾患が原因の場合があり、代表的なものとして行動異常型前頭側頭型認知症、意味性認知症、大脳皮質基底核変性症、進行性核上性麻痺、多系統萎縮症などがある。それぞれの診断方法については次項で述べる。

　若年性認知症の原因疾患として、脳変性疾患の中で最も頻度が高いのは若年性アルツハイマー型認知症である。ここではまず若年性アルツハイマー型認知症と高齢発症のアルツハイマー型認知症との違いを示す。

　若年性アルツハイマー型認知症は、アルツハイマー型認知症の中でも65歳未満で発症したものを指す。65歳未満で発症する脳変性疾患の若年性認知症の中では最も頻度が高く、その約半数を占めている。脳神経細胞の周囲にアミロイドβ蛋白と呼ばれるタンパク質が沈着し、老人斑という塊がつくられ、その後数年をかけて脳神経細胞が神経原繊維変化と呼ばれる変化を起こし死滅していく。それによる脳の萎縮の進行に伴い認知症の症状を呈するようになる。この仕組みは老年期に発症するアルツハイマー型認知症と変わりはない。

　しかし若年性アルツハイマー型認知症と高齢発症のアルツハイマー型認知症では、見かけの症状が大きく異なる（表2）。一般の人々がイメージする認知症は高齢発症のアルツハイマー型認知症でみられる症状で、例えば最近のことをよく忘れるという近時記憶障害である。一方、稼動年齢である若年性認知症の人が初めに気づく症状は、仕事の作業能率の低下や、うつ状態のよ

表 2　若年発症と高齢発症におけるアルツハイマー型認知症の違い

若年発症	高齢発症
●進行が比較的早い	●進行は緩徐
●家族がはじめに気づく症状 ・抑うつ、意欲低下、不安 ・仕事の能率低下・ミスの増加	●家族がはじめに気づく症状 ・最近のことを忘れる（もの忘れ）
●初期から視空間性認知機能障害が目立つ ・ネクタイが結べない ・エスカレーターに乗りにくい ・階段が降りにくい ・車庫入れが苦手になる	●初期から妄想がみられる ・もの盗られ妄想 ●初期には視空間性認知機能障害は目立たない
●失語症が目立つこともある ・言葉が出にくい	

うに気分が落ち込んだり意欲が低下した状態であることが多い。また、初期から空間的な認識が難しくなる人も多い。ネクタイが結びにくくなったり車の車庫入れや縦列駐車が苦手になったりする、といった症状で現れる場合もみられる。あるいは目が見えにくくなったように感じ、眼科で視力を調べてもらう人が多いのも特徴である。これは実は物や身体を 3 次元的に把握する頭頂葉の機能低下によって起こる症状である。加えて、一般的には若年性アルツハイマー型認知症は高齢発症のものに比べて進行が早いことが多い。

進行の有無による違い

　認知症性疾患にとって、進行性の疾患か否かは非常に重要な問題である。とくに社会活動が盛んな若年性認知症の発症年齢ではなおさらだ。前述したアルツハイマー型認知症とその他の脳変性疾患が進行性である一方で、脳血管障害により生じる認知機能低下は、脳血管障害の再発を防ぐことで一定の進行予防が可能である。そこで問題になるのが、脳血管障害による後遺症としての高次脳機能障害と脳血管性認知症の区別である。

　現在、脳血管障害は進行悪化の有無によって、脳血管性認知症にも高次脳機能障害にも区分できる。本邦の若年性認知症の調査では、かつて脳血管性認知症の割合が最も高かったが、近年ではアルツハイマー型認知症が最も多く、次いで脳血管性認知症の順で欧米と同様の傾向となっている。脳血管性認知症と脳血管障害後の高次脳機能障害は、どちらも脳血管障害による二次疾患である。しかし認知症とするか非認知症とするかで、疫学としての頻度は異なることになる。またその後の支援のあり方にも変化をもたらす可能性がある。

若年性認知症の診断・治療と必要な支援

公益財団法人 浅香山病院 認知症疾患医療センター長 **繁信 和恵**

はじめに

　本書のタイトルには「若年性認知症」という言葉が入っているが、個人的にはこの言葉は使いたくないと考えている。「若年性認知症」は 65 歳未満で何らかの原因により認知機能低下を生じ、それにより日常生活に支障をきたしている状態の総称である。その人が抱える認知機能の低下は種々の疾患が原因で認知症を生じているにもかかわらず、65 歳未満で発症しているだけで若年性認知症と一括りにされ、その背景疾患が重要視されない風潮がある。特に本書を読まれている専門職の方々には「若年性認知症」ではなく、その人の生活の支障になっている原因疾患にしっかり目を向けていただきたい。以下に代表的な認知症の疾患を紹介する。

脳血管性認知症

1. 症状

　脳血管性認知症は脳血管の閉塞や出血によって脳機能が局所的に廃絶するので、比較的急激に発症し脳血管障害の再発に伴い、階段状増悪を呈するものが多く、神経徴候（反射の左右差、病的反射、錐体路・錐体外路徴候など）を認めることが多い。アルツハイマー型認知症に比べると排尿障害、歩行障害が早期からみられ、仮性球麻痺による構音障害や嚥下障害、夜間せん妄がよくみられる。また他の変性性認知症疾患とは異なり、末期まで人格は保たれることが多い。認知症症状は脳血管障害の部位に左右される。

a. 大梗塞型

主幹脳動脈の閉塞によるもので、症状としては認知症よりも神経心理学的症状を起こしやすい。特に若年性の脳血管性認知症ではこのタイプが多い。

1) 失語

左脳優位半球の特定の場所に生じると失語が起こる。皮質病変で引き起こされる失語には古典的には8つの基本的な失語型がある。ブローカ失語、混合型超皮質性失語、超皮質性運動失語、全失語は非流暢な自発話を特徴とする。残りの4型、ウェルニッケ失語、伝導失語、超皮質性感覚失語、健忘失語では発話は流暢である。ブローカ失語は非流暢性の努力性の発話と比較的保たれた理解から成り、左前頭葉病変で起こる。ウェルニッケ失語は正常のプロソデイで流暢に話し、しばしば発話量は大量で錯語や新造語を含み理解は障害されている。側頭葉病変で起こることが多い。伝導失語は言い直しを伴う音韻性錯語を主体とする著明な復唱障害を特徴とし、側頭頭頂弁蓋やその皮質下病変で生じる。

2) 肢節運動失行

反復学習により熟練しているはずの運動行為が拙劣化している状態をいう。ただしその拙劣化の原因として、脱力、筋緊張異常、失調、不随意運動などの明らかな原因を欠く。主に中心前回から中心後回にかけての中心回領域に病変を有し、病変と反対側肢に運動の拙劣さがみられる。

3) 観念運動失行

慣習的行為に対応した"動作に関する情報"である手続記憶をパントマイム行為など意図的状況下で取り出せない状況である。従って自然な状況下では行為に支障はない。たとえば日常生活では櫛を使うことが可能であるのに、検査場面では「櫛を使うふりをして下さい」という指示にうまく従えない。主として頭頂連合野から運動前野にかけての広範な領域の障害でみられる。

4) 観念失行

使用すべき対象物の認知は十分保たれており、運動実行能力にも異常がないのに正しく物品を操作できない状態である。しかもその操作障害は拙劣症によるものではなく、操作に際しての困惑や操作の誤りによるものである。

5) 相貌失認

　身近な人々や有名人の顔が識別できなくなる状態である。典型的な例では表情の特徴がわからないため、自分の妻や子供の顔さえも識別できないが、声を聞けばたちどころに誰であるかわかる。右半球の単独病変でも生じるが、両側後頭側頭葉病変が多い。

6) 着衣失行

　日常の着衣動作の自動的で自然な能力が失われ、衣服の上下、裏表、左右などと自己身体の関係に混乱が起こり、衣服を身につけることができなくなる。右半球の病巣で多くみられる。

7) その他

　前頭葉の広範な梗塞では無気力、無関心などの前頭葉症状をきたす。

b. ビンスワンガー型

　経過は大部分が慢性、進行性である。錐体路・錐体外路症状、小刻み歩行、尿失禁などの局所性の神経症状が固定し、仮性球麻痺による嚥下障害、構音障害がしばしばみられる。無気力、思考緩慢、鬱状態というように精神活動が鈍化し、記銘力障害を示す。末期には無言無動となる。

c. 多発小梗塞型

　小梗塞が症状を呈するか否かはその局在と数によって決まる。身体症状としては小股歩行、強迫泣き・笑い、構音障害、嚥下困難、尿失禁、失調などを呈する例が多い。精神症状としては、動作が鈍く、無気力、無関心で発動性の低下が前面に現れる。身の回りのことも激励すれば実行可能であるのに、じっとしていて自らはしようとしない。このため認知障害や記憶障害の程度が軽度であっても、実際よりも重度とみなされたり、鬱病と間違われることもある。

d. 局所性梗塞型

　海馬を灌流する後大脳動脈の両側または優位側がつまると、外側後頭側頭回、海馬回、脳弓の後部に梗塞を生じる。そのため記銘力障害、空間失認、見当識障害が起こる。
　両側視床または左側の視床梗塞では、記銘力障害に加えて無気力、無関心、発動性低下、感情鈍麻を呈する。

2. 発症要因と発症のメカニズム

　脳血管性認知症の発症の危険因子として、高血圧、糖尿病、高脂血症、心疾患、血液因子などが重要である。なぜならこれらはすべて脳梗塞の重要な危険因子だからである。広範囲の脳出血後、広範囲の脳梗塞後、あるいは特定部位（海馬、視床）の虚血性病変で発症する脳血管性認知症は急性発症するものが多い。またCT、MRIの普及により、局所神経症状を伴わない血管病変が発見される機会が増加している。これらの無症候性の血管病変も脳血管性認知症の危険因子の一つと考えられる。

　緩徐進行性の発症を呈する多発性の小出血・小梗塞性認知症、ビンスワンガー型脳血管性認知症のなかには、無症候性脳血管障害で始まり、無症候性病巣数の増加に伴い脳血管性認知症を発症する例もあると思われる。ビンスワンガー型脳血管性認知症は大脳の深部白質の小動脈硬化によって白質に広範な脱髄とグリオーシスをきたした状態であるが、高血圧、血圧の短時間の大きな変動、夜間の生理的な血圧低下の欠如が、その発現に重要な役割を果たしていることが示されている。

3. 治療法と一般的経過

a. 治療法

　根本的な治療法はない。最も重要で効果的な方法は、高血圧、糖尿病、喫煙、肥満などの動脈硬化の危険因子を予防することである。

　梗塞が発症しても再発を予防する目的でこれらの危険因子をコントロールすることが重要である。予防として脳循環改善剤や抗凝固剤が使用されることもある。

b. 一般的経過

　多くは比較的急速に発症する。段階状に悪化し、動揺性の経過をたどることが多い。

4. ケアのポイント

　最も重要なことは、血管病変以外の要因、例えば廃用症候群などによる認知症症状の進行を予防することである。脳血管性認知症に共通した主要な症状は自発性の低下であるから、まず患者の身体的、精神的活動性を上げることが大切である。これには看護、介護者による忍耐強い励ましの繰り返しが必要である。

　精神身体活動の緩慢さのために、認知機能障害は実際よりも重度にみえ

る。真の認知機能の程度に適したリハビリテーションやレクリエーションの
プログラムを計画することも大切である。

アルツハイマー型認知症

1. 症状

アルツハイマー型認知症は初老期から老年期に発症する神経変性性認知症
である。主として脳の後方領域が障害されるため、特有の行為の解体症状が
みられる。通常両半球ともに障害されるが、若年性では脳萎縮に左右差を生
じることも多い。左半球主体であると失語症状が目立ち、右半球主体である
と視空間性障害が目立つ。

a. 取り繕い、場合わせ反応

対人接触の"もっともらしさ"、人格の形骸化ともいわれる言動である。
社会生活上様々な面で破綻をきたしているのに、そのことに触れると、"い
や普通にやっていますよ"、"別にそんなに困っていません"というように
何とかその状況にあった言い訳をし、その場を取り繕う。対人関係の場で
は礼容も保たれている。

b. 健忘

初期症状として注目される健忘は記銘力障害である。日常生活では、物
を置いた場所を想い出せない、買ったことを忘れて同じ物を何度も買って
くる、同じことを何度も繰り返し聞く、あるいは馴染みの場所でも迷って
しまうといった症状として現れる。病期が進むと近時記憶のみならず遠隔
記憶も障害される。

c. 視空間性障害による症状
1) 道に迷う

徘徊（在宅では散歩に行って帰って来られないこと）がよく問題にされるが、
空間的見当能力の障害が強くなると、よく知っている場所でも迷うように
なる。慣れ親しんだ家の中でも、すべてのドアを開けてトイレを探すとい
うような行動がみられる。

2) 左半側無視症状

左にあるおかずには気づかず、右側にあるおかずだけを食べる。また左
半身の不使用など、右半球症状が日常生活で気づかれる例もある。

3）バリント症候群

視覚刺激に対して意図的に視線を移動させ、かつ固定できない症状や、同時に複数の物を意識上に知覚することができない症状、目に見えているものがつかめないといった症状で現れる。このような例では、食事の際、眼前に出された食器や箸をとるのに苦労している様子がみられる。

4）空間の定位障害

車を車庫にうまく入れられない、バスのパスカードをうまく差し込めない、といったように客体を空間的に正しく定位できない。またベッドに斜めに寝たり、丸椅子に座るのに手間取ったり、電車で他人の膝の上に座るといった自己身体さえも空間的に定位できない症状もみられる。

5）失行症状

ネクタイがうまく結べない、服が着られないといった着衣失行の症状も血管障害例に比べ、脳の後方領域が両側性に障害されるアルツハイマー型認知症では比較的よくみられる。

物が使えない、例えば洗濯機や掃除機が使えないなどの症状がみられるが、血管障害による観念失行に比べると、操作の障害に視覚性ないし定位の誤りが認められることが多い。

6）自動性と意図性の乖離

アルツハイマー型認知症で頭頂葉に病変が及ぶと意識的な運動の取り出し、および行為の組立が困難となり、意識すればするほど手続記憶（習熟された技能）の取り出しがうまくいかなくなり、新たに運動を組み立てようとすると頭頂葉の機能不全が前面にでて、不自然なぎこちない動きや視空間性の誤りが出現する。この病態では補足運動野系は保たれており、自動的あるいは無意識的な過程での運動記憶の取り出しはスムーズに行われる。検査場面で着衣が非常に困難なアルツハイマー型認知症の患者が、日常生活の自然な自動的状況下でいとも簡単に服を着ているところが目撃されるのはこのためである。

d. 見当識障害

アルツハイマー型認知症では見当識障害は一定の経過で出現する。まず、時間に関する見当識が障害され、日付がわからない、季節がわからないといったことがみられる。さらに進行すると場所に対する見当識障害が

みられるようになり、自分のいる場所がわからなくなる。たとえば自分の家にいても早く本当の家（多くの場合は生家）に帰りたい、と言って荷物をまとめて外出しようとするようなことがある。さらに進行した時期には人物や状況に対する見当識障害がみられるようになる。自分の目の前にいる人が、家族か、他人かわからなくなる。この時期には、鏡に映った自分の姿も認識されず、他人とみなし親しげに挨拶したり、うっとうしがって喧嘩をしたりしている姿がみられ、鏡現象と呼ばれている。

e. 精神症状

　若年性アルツハイマー型認知症の初期には、抑うつや不安を呈することが目立つ。初期にうつ病として長期の治療を受けており診断が遅れることもある。一方で高齢発症のアルツハイマー型認知症では身近な介護者に「お金を盗まれた、大切な物を隠された」などの状況の誤認による単純な妄想（物盗られ妄想）が高頻度で認められるが、若年性では高齢発症に比べて少ない。

　アルツハイマー型認知症では、妄想に比較して幻聴や幻視がみられることはまれである。

f. 失語

　語が思い出せないという、語健忘ないし語想起障害で始まり、了解障害も加わる。通常は流暢性の失語である。語性、字性の錯語、新造語がみられる場合もあるが、復唱能力そのものの障害は軽い場合が多い。失語の周辺症状として指摘されている、"わたししし"などと語の終りの音節を繰り返す語間代（間代性保続）がみられる場合もあるが、しばしば目にする症状ではない。また失語症を有する例で、検査場面でいくつかの質問に続けて"17日"と答えるといった滞続言語（意図性保続）様の反応を示す場合があるが、ピック病のそれとは異なり、その場限りで語数も短い。

2. 発症要因と発症のメカニズム

　アルツハイマー型認知症は神経変性疾患である。アルツハイマー型認知症脳では、大脳皮質内外に神経細胞の脱落、神経原線維変化、老人斑などの特徴的な病変が出現している。またこれらの病変を引き起こすアルツハイマー型認知症の原因遺伝子の同定が進んでいる。家族性アルツハイマー型認知症ではアミロイド前駆体蛋白、プレセレリン -1、プレセレリン -2 の変異によりアルツハイマー型認知症が発症することが明らかにされており、その多くは30 ～ 50 歳で発症する若年性である。さらにアルツハイマー型認知症などの

老年期認知症の危険因子としてアポリポ蛋白 E4 が関与していることが明らかになっている。

3. 治療法と一般的経過

a. 治療法

　現在アルツハイマー型認知症に対して根本的な治療法は知られていない。認知機能低下の進行を緩徐にする目的でコリンエステラーゼ阻害剤・NMDA 受容体拮抗薬が使用可能になっている。根本治療として期待されている脳内に蓄積されるアミロイドを除去する薬剤は 2021 年 12 月段階では日本ではまだ承認されていない。

b. 一般的経過

　極めて緩徐に発症し進行する。特徴的な症状が明らかになる前に、頭痛、目まい、不安、不機嫌といった症状がみられることもある。

　初期には、近時記憶の障害が目立つ。新しく経験した事柄や情報を記憶しておくことが困難となる。職場で仕事の不備が目立つようになるのはこの時期である。物忘れに関してはある程度の病感を有していることもあり、反応性に抑うつ症状が認められることもある。

　中期になると記憶障害は近時記憶にとどまらず、古いエピソード記憶にまで及ぶ。道に迷って家に帰れない、行為、摂食、排泄に介助が必要になるといった視空間的な障害、行為の解体が出現する。

　後期には記憶障害は更に進行し、人物に対する見当識も失われる。鏡現象が見られるのはこの時期である。日常生活全般に介助を要し、自発性の低下は顕著となり、臥床傾向となる。悪性腫瘍などの身体疾患に罹患しなければ嚥下障害による摂食困難から最期を迎えることが多い。

4. ケアのポイント

　ケアを始める前に、患者の認知機能障害、行為の解体、精神症状などを正確に評価し、ケアを担当するものがそれを十分理解することが重要である。それによって、残された機能や症状を利用したケアが可能になる。

　例えば、バリント症候群のある患者では、行為を行う際に、行為の焦点にいかにして注意を集めるかという工夫が必要である。自動性と意図性の乖離のみられる患者の傍で励ますことは、行為の遂行をより困難にする。

行動異常型前頭側頭型認知症・意味性認知症

　アルツハイマー型認知症と同様に神経変性性認知症の代表的疾患である。しかし変性の中心は、前頭葉、側頭葉であるため、脳の後方領域が病変の中心であるアルツハイマー型認知症とは異なった症状を示す。脱抑制などの特徴的な精神症状により、処遇の最も困難な認知症性疾患と考えられている。アルツハイマー型認知症患者に比べ、初期から行動障害を伴うことが多い。

1. 症状

　前頭葉、側頭葉の障害による症状が前景にたち、記憶障害はかなり進行するまで目立たないことが多い。

a. 被影響性の亢進

　脳の前方部が障害されることで生じる被影響性の亢進ないし環境依存症候群は、前方連合野が障害され後方連合野への抑制が外れ、後方連合野が本来有している状況依存性が解放された結果と理解できる。ケアの場面では、介護者が首をかしげるのをみて同じように首をかしげる反響ないし模倣行為、何かの文句につられて即座に歌を歌い出す、他の患者への質問に先んじて応じる、視覚に入った看板の文字をいちいち読み上げる、といった行為で現れる。

b. 我が道を行く行動

　反社会的あるいは脱抑制とも称される本能のおもむくままの我が道を行く行動は、前方連合野から辺縁系への抑制が外れた結果と理解できる。介護中でも、気に入らない、あるいは関心がほかに向くと立ち去ろうとする、立ち去り行動がみられる。またスーパーで欲求のまま、物を勝手に持ち帰り、万引きとして捕まったり、病棟では盗食がしばしば認められるが、悪気はなく指摘されても平然としている。診察場面では、検査の課題のページを勝手に先にめくっていく、人の話もろくに聞かず口笛を吹く、といった行動で現れる。

c. 常同症

　固執性、あるいは常同症状は前方連合野から基底核への抑制が外れた結果と考えられる。一定の速さで同じ言葉を繰り返す反復言語、何度も続けて大腿をさするといった反復行為など間代性保続に相当する要素的なもの。何を尋ねても生年月日を答えるといった滞続言語、同じ語りを会う度

に始めるオルゴール時計症状、滞続笑いなど意図性保続に相当する比較的まとまった症状。さらには毎日同じおかずをつくる、毎日味噌汁の具が同じで変わらない、毎日決まって同じ時間に同じコースを散歩する、といった時刻表的行動として日常生活に現れ、それが乱されると混乱したり興奮したりする。アルツハイマー型認知症でみられる徘徊と異なり、毎回同じコースを散歩し道に迷うことなく帰ってくる。

d. 自発性の低下

　行動異常型前頭側頭型認知症では短期間ではあるが前述の常同行為が出現し、その後自発性の低下が進むことが多い。若年発症例では、自発性の低下が急速に進行し数年で無為無動になることがある。自発性の低下は脳血管性認知症においてもしばしば見られる症状の一つであるが、行動異常型前頭側頭型認知症の場合はその病初期には常同行為や落ち着きのなさと共存することが多く、昼寝をしているかと思うと常同的に同じコースを散歩する。

　自発性の低下に関連した症状として、"考え不精"がある。特に検査場面では、少し複雑な課題になると自ら考えようとせず"あなたがやりなさい"と検者にやらせようとしたり、よく考えずに即答する。

e. 無関心

　行動異常型前頭側頭型認知症では比較的初期からみられる。病棟でも他患者に話しかけることはほとんど観察されない。考え不精や立ち去り行動も無関心の関与が考えられる。

f. 食行動異常

　甘い物を好んで多量に食べるようになる。

g. 意味記憶障害（意味性認知症でみられる）

　側頭葉優位型の萎縮例では左側頭葉病変により語の意味が分からなくなる。例えば"利き手はどちらですか"という問いに、"利き手って何ですか"と聞き返す。また右側頭葉の病変では相貌の意味記憶が障害される。すなわち家族と会っても誰か分からないといった症状で現れる。脳血管障害でみられる相貌失認と異なり、声を聞いても誰か同定できない。物品の意味記憶が障害されると、物品が使えない場合もでてくる。

2. 発症要因と発症のメカニズム

　前述のような症状は、前頭葉、側頭葉に限局した葉性萎縮に由来すると考えられている。この萎縮した脳回（脳の「しわ」の隆起部分）はナイフの刃状と称される。病理学的には萎縮した大脳皮質では、神経細胞は変性、消失し、アストログリア（星状膠細胞）が増生する。また障害された大脳皮質では、球状で強い嗜銀性を示すピック嗜銀球がみられたり、大脳皮質の深層にピック細胞と呼ばれる腫大した神経細胞がみられたりすることもある。萎縮した大脳白質では髄鞘は脱落し、強い線維性グリオーシスを認める。

3. 治療法と一般的経過

a. 治療法

　有効な薬物療法はなく、興奮や暴力、問題行動に対して抗精神病薬の投与が余儀なくされてきた。最近選択的セロトニン再取り込み阻害薬が、脱抑制、常同症、食行動異常に効果があるという報告がなされている。

b. 一般的経過

　初期には自己中心的、無関心、周囲への迷惑行為などの反社会的脱抑制、人格変化が現れる。失語で始まることもある。他方、記憶、見当識、計算力などは保たれている。

　中期には前述の人格変化がさらに強まり、前項で示した常同症をはじめとする特徴的な症状が出そろう。自発語は減少し、言語理解も悪くなるが、この段階でも、記憶、見当識、計算力などは見かけ以上に保たれている。

　末期には自発性の低下が進み、無為に過ごすようになる。さらに症状が進むと、食事摂取時に開口しなくなったり、食物を口に溜め込んで嚥下しなくなり最期を迎える。高度進行期には脳萎縮の強い側の反対側の不使用や不全麻痺、拘縮を認めることも多い。

4. ケアのポイント

　症状に基づく問題行動によって、家庭介護ならびに病棟ケアにおいて、アルツハイマー型認知症患者と比べてはるかに困難を伴うことが多い。しかしアルツハイマー型認知症と異なり、行為自体の解体がないことや記憶が保たれていることが重要である。また常同症や被影響性の亢進等、特徴的な症状を利用することが可能である。

　記憶が比較的保たれていることを利用すれば、担当の看護スタッフを決め、一貫して同じ患者の受け持ちケアをすることにより、立ち去り行為や考え不精の目立つ例でも、なじみの関係をつくることは可能である。

編物やカラオケなど、本人の趣味を一日の日課に組み入れられれば、被影響性の亢進や常同症といった固執傾向により、患者はその行為に没頭する。その間は、問題行動は減少し、介護の負担も減少する。筆者らはそれを"ルーティーン化療法"と名付けて、多くのピック病患者で実践し、効果をあげている。また万引きや、危険な場所へ立ち寄ることなどの問題行動が、時刻表的生活化、常同化している場合は、入院治療を行う。その場合、適切な誘導により入院後2～3週間の間に新たに形成されるパターン化された行動を、患者にとって少しでも QOL が高いものにすることが重要である。

　ケアの場面では患者の意思に反して常同行動を遮って、食事や、排泄の介助を行うと、興奮したり危害を加えたりするような問題行動を助長させる可能性がある。例えば、病棟ではデイルームの決まった椅子に座るという常同行動が形成されやすいが、この"決まった椅子"に他の患者が座ってしまった場合に暴力行為が出現することがあるので、看護スタッフは注意しておく必要がある。

　意味性認知症の意味記憶障害のような、変性疾患における失語症は進行性である。そのため、リハビリテーションである程度回復可能な脳血管障害による失語症の言語療法とは異質である。進行する語彙の減少に備え、日常生活での頻用語の指示呼称課題を用いた言語療法が試みられている。

　前述のような特徴をふまえ、家族や支援者に適切な指導を行うことにより、行動異常型前頭側頭型認知症・意味性認知症者の家庭での介護はかなり長期にわたって可能であると思われる。

レビー小体型認知症

　大脳皮質や黒質、青斑核等に多数のレビー小体が出現し、パーキンソニズムを伴った認知症を主症状とする症例が報告されるようになった。レビー小体型認知症として臨床診断基準も発表され、臨床診断も可能になってきている。アルツハイマー型認知症に次いで2番目に多い脳変性疾患の認知症性疾患である。

1. 症状
　進行性の認知機能障害の存在の他に次のような特徴が見られる。1）注意や明晰さの顕著な変化を伴う認知機能の変動。2）構築され、具体的な内容の繰り返される幻視体験。3）筋固縮や寡動を中心とする特発性のパーキンソニズム、である。

　またレビー小体型認知症を支持する特徴として、レム睡眠行動障害、繰り

返す転倒、失神、一過性の意識障害、抗精神薬への過敏性、系統的な妄想、他の幻覚などがある。

2. 発症要因と発症のメカニズム

大脳皮質に無数に出現するレビー小体に関係があると考えられているが、レビー小体の本態はもちろん、その病因は不明である。

3. 治療法と一般的経過

a. 治療法

根本的な治療法はない。対症療法として、認知機能低下の進行緩和や幻視等の精神症状に対して、コリンエステラーゼ阻害剤が使用される。パーキンソニズムには、L-DOPA、アマンタジンなどの抗パーキンソン病薬が用いられ、幻覚や妄想には、抗精神病薬が使用される。しかしレビー小体病の患者は抗精神病薬に過敏で、少量でもパーキンソニズムが増悪したり、抗パーキンソン病薬の投与により、幻覚が増悪したりするので治療は困難である。

b. 一般的経過

完治することのない変性疾患で、緩徐に進行する経過をとる。パーキンソニズムの増悪、転倒、誤嚥等により臥床状態となる。

4. ケアのポイント

診断基準の一つにもなっている認知機能の変動、および運動機能や精神症状の変動により、ADLも変動することが、患者の状態把握を困難にする。それがレビー小体型認知症の治療やケア、在宅介護が難しいとされる所以である。レビー小体病の治療やケアは、まず各患者の症状の変動パターンを把握することが大切である。どの症状がどの程度どのくらいの周期で変動するかを見極め、状態の良い時に治療的介入をするのが望ましい。変動の見極めがつけば、その日の状態にあわせたケアやリハビリテーションの計画を立てることも可能である。

若年性認知症者の包括的支援体制と
その実情

公益財団法人 浅香山病院 認知症疾患医療センター長　**繁信 和恵**

医療上の課題

　若年性認知症ではとくに医療的な対応が遅れており、早期に適切な診断がなされていない場合も少なくない。若年性認知症の家族会の調査では、初診時にうつ病、躁うつ病、強迫性障害と判断されてしまい、アルツハイマー型認知症や前頭側頭型認知症とわかるまでに2〜5年かかっているという。また適切な診断が下されても、一部の治療可能な認知症を除き根本的治療薬がない。さらに今後の経過や適切な介護指導、社会資源の利用の援助についての説明が不十分である場合も多い。加えて専門的な入院施設や通所施設がほぼないのが現状であり、多くの当事者や家族が困難な状況に陥ってしまう。

　診断の後の告知については、従来の老年期発症の認知症では病識や理解度がかなり低下している時期の受診が多いため、家族にのみ告げることが多かった。しかし、就労中など家庭で重要な役割を果たしている若年性認知症患者の場合は、本人への告知が不可欠になってくる。告知に際しては主たる介護者（主に配偶者のことが多い）や、職場などがどの程度許容可能かを見極めておく必要があり、家族も含めた告知後の精神的サポートが重要であることはいうまでもない。とくに就労中の患者は告知が失職や退職に直結することもあるため注意が必要である。家族歴が濃厚な場合には子どもたちへの遺伝相談も含めた、継続的なサポートも重要である。

社会福祉上の課題

　働き盛りに発症する若年性認知症では、認知機能の低下により仕事内容の

変更が必要になることがほとんどであり、失職や退職で家庭の経済的問題が生じることが多い。さらに社会的支援はすぐには受けられない。発症直後では仕事に支障があっても介護を要する状態ではないため、介護保険を申請しても非該当となる場合もあるのだ。実際「若年性認知症に関する調査研究」（p.2 表 1：〈第 3 回全国調査〉）でも、約 20％の人が介護保険を申請していない。

　この時期に必要なのは介護ではなく、職場での就労継続支援や通勤援助であるが、それらは制度として未整備である。また精神障害者手帳の申請は診断後 6 カ月経過してから可能であり、精神障害年金の申請も障害の原因に関連した疾患の初診から 1 年 6 カ月後と定められている。本来ならそれまでの期間の雇用継続が最低でも保証されるべきであろうが、現在ではそのような規定がない。

　さらに、自立支援医療（精神通院医療）制度の場合、対象要件を徘徊、暴言、暴力、異食などの精神症状・行動障害を呈している患者に限定している市町村もある。そのため初期の近時記憶障害や見当識障害のみがみられる時期には利用が難しい。加えて医療機関指定の問題もある。認知症における医療は、専門医と連携しながらかかりつけ医が診ていくという方針のもと、精神通院医療制度の申請や受療は指定医療機関に限定している。指定医療機関でないもの忘れ外来や認知症のかかりつけ医にかかることで、この制度を利用できない人もいるのである。

＊

　若年性認知症をとりまく状況は、医学的な面だけではなく経済的な問題、就労の問題、介護上の問題、制度上の問題など大きな社会的課題を含んでいる。国も若年性認知症対策を重要課題の一つとして挙げているが、その解決のために今後は医療関係者、介護関係者、家族が一体となった活動が必要である。

若年性認知症者の家族・支援者に行った訪問調査から

日本生命済生会 日本生命病院 診療看護師　**長瀬 亜岐**

はじめに

　筆者は 2017〜2019 年度に日本医療研究開発機構（AMED）研究事業「若年性認知症の有病率・生活実態と多元的データ共有システムの構築（研究開発代表者：粟田主一）において、家族や支援者から直接話をうかがう機会をいただいた。そこで若年性認知症ならではの苦労や対応のあり方について多くのことを教わり、看護師としての知識不足を痛感した。本人・家族が望む支援につなげるためには、医療だけでなく社会福祉サービスの現状や地域性を理解したうえで調整していく必要性を強く認識したため、インタビューの一部をここで紹介したい。

病名告知

　家族 a：「（夫が医師から）前頭側頭型で、初期ではなく何年も前から発症しています」と言われました。

　—— それを聞いたとき、どう思いましたか？

　家族 a：頭が真っ白でね、なんかどうやっていいかわからない感じで、先生は画像見て、すごくていねいにわかりやすく説明してくれはったんですよ。でも私は、いっぱいいっぱいな状態だったし。

　—— 前頭側頭型認知症だと説明されたとき、誰とご一緒でしたか？

家族 a：主人と二人で。

—— ご本人さまは病名を聞いたとき、どのようなご様子でしたか？

家族 a：それがね、もうどういうんやろ、「誰の話を聞いているのか？」という感じで、終わったときも私は泣かないよう必死に頑張っているのに、本人はニコニコして「お昼ご飯何食べよう」とかいう感じで。あとで先生に話をしたら、「病識がないのもこの病気の特徴です」と言われて。

がんの病名など、悪い知らせを告知されると患者は衝撃を受け、危機的な状況に陥ることがある。このような場合の支援体制も現場では確立されてきており、現在多くの病院では告知の際に専門・認定看護師が同席し、診断によって連想される治療や死などに対し不安や恐怖を抱く患者に寄り添いながら、「治療の選択」を支援している。若年性認知症にはまだ完治する治療法がなく、高齢発症の場合と異なり病状進行のスピードも早いことから、本人・家族の受ける衝撃が大きいことは容易に想像できる。一方で、この例のように前頭側頭型認知症の場合には、あっけらかんとしている本人にどう接していいのか戸惑う家族もいる。そうしたときに疾患の知識があり精神的なサポートもできる看護師が果たせる役割は大きい。

診断後支援

家族 b：一覧表やチャートみたいに、ぱっと１枚の紙で「これ見たらわかる」みたいな、「この手続きとこの手続きは、この窓口にいって聞いてみましょう」みたいのがあるといいですよね。医療的なこととか、経済的な支援のこととか」[*1]

—— 介護保険とは異なり、通常のケアマネジャーでは調整が難しいことはありますか？

家族 c：自立支援のこととか、障害者手帳の申請とか、障害年金のこととか、わりと経済的なこと。自分がケアマネなので助かった部分が多かったです。何も知識のない人は、経済的なことも不安だろうから一番最初にどの窓口に行ったらいいのか、市の広報とかで「こういうことが心配だったら、ここの窓口にいきましょう」みたいな宣伝をしてもらって、窓口の人が次につなげられるようなアドバイスができたらいいですよね。その行

*1「若年性認知症の本人と家族を支えるための社会資源」(p.168)を参照

政の窓口の人が、何から何まで知っているわけじゃないから。介護保険課の窓口に行ったら、たぶん申請の仕方とか教えてくれはるんやと思いますけど、そこで止まっちゃうのかなという気がします。

—— 障害年金の話はどこで聞きましたか？

家族d：自分で調べました。そういう情報は届いてこないじゃないですか。

—— すごく調べられているな、と思ったのですが。

家族d：調べましたね。得意なのではなく必要だからやってます。情報がないですし、誰も教えてくれないですし、そういうのを気楽に相談できるところが、とくに役所にほしいですよね。「若年性認知症と診断されました」となったら、たとえばこういうもの（必要な資料）がいろいろあって、1回パッとまとめて説明してくれたらね。そのなかで自分にとって必要なものが、これとこれだとわかればいい。（現状では）何もわからない、自分で調べないと。

　診断後の支援には、医療機関や地域包括支援センターがかかわるケースが多い。若年性認知症の場合は老年発症とは異なり、就労中であったり子どもの養育や住宅ローンなどの経済的な問題を抱えていることから、「医療・経済支援のフローチャートがあるといい」という声が目立った。
医師や看護師は、病状の進行を予測しながら必要となるサービスを整えられるよう多職種連携の調整を行い、生活環境を整えていけるよう支援することが求められている。そのためには医療・福祉・介護といったさまざまなサービスを駆使できるメディカルソーシャルワーカー（MSW）、精神保健福祉士（PSW / 2021年よりMHSW：Mental Health Social Workersに英名表記変更）との調整が必要になる。

症状・障害・年齢の特徴に応じた制度横断的な支援

家族d：デイサービスに行かせようと思って、介護保険を申請したのかな。そのときは市役所で、「本人に介護保険とは絶対に言わないで」と頼み、「何歳以上の人は全員訪問があると言って誤魔化してください」とお願いしました。要介護1の判定が出て、そのときは必要に迫られていなかったけど仕事も辞めていたし、ボランティアに行く先もないし……。デイサービ

スも体験したけれど「ここはおばあちゃんの行くところだから、僕の行くところではない」と。

　生活相談員さんが主人の様子をみて、「英語の先生してはったんだったら、うちのデイサービスで英語の勉強会みたいなのをするから、先生という形でボランティアにきてもらったらいいですよ」と言って「たのしい英語」という月に1回のプログラムをつくってくれました。そのための準備も相談員の人がつきっきりでしてくれて。月1回とか2回とか、1時間から2時間くらい。英語で模造紙に書いたりとか。

　本番でも、ずっとその人が進行役をしてくれました。デイサービスの利用者さんがそのプログラムに参加してくださるし、当時はそれが主人のいちばんの生きがいでした。毎日そこでの話をしてくれて、いつも来てくれる100歳の利用者さんがいたんですが、主人の認知症が進んで教室もできなくなったとき、その人がすごく残念がっていたと、後から職員さんに聞いてありがたかったです。

　若年性認知症の場合、通常の高齢者向けのデイサービスでは利用者の年齢が違いすぎることや活動内容への違和感から、本人も家族も通いにくさを感じることがある。高齢発症の認知症とは異なることを理解したスタッフが必要だという声や、若年性認知症に対応したデイサービスや施設を増やしてほしいという声がとくに多かった。このように、若年性認知症の人の生きがいにつながる支援のためには、柔軟な対応が大切である。

若年性認知症に特化したピアサポート

　*e*さん：私にとっては、（家族会は）同じ若年という共通する悩みとか、自分の話も聞いてもらえたし、人の話も聞けたしというので、それは精神的には支えになりましたね。

　*f*さん：主人はデイサービスにすごく抵抗があって行けなかったのですが、「○○の会」（家族会）では家族の面談のあいだ、本人のほうはサポーターさんがいろいろお手伝いしながらレクリエーションをしてくださるんですね。それがすごく楽しかったんで、デイサービスの利用へつながったというか、抵抗感がまあ少なくなったかな。

　*g*さん：家族会には1回参加したんですけど、平日じゃないですか。なかなか行けなくて。私の仕事の関係もありますから、なんで土日にやってく

れないのかなと。○○市は社会福祉協議会（が運営者）ですか？ 行けてたら情報も入ってくるかもしれないし、他の家族の話を聞けたらいいんですけど。もう少し回数を増やすとか曜日を増やすとかしてくれたらね、何か都合があるのでしょうけど。ちょっと参加しづらい。とくに若年はそうかもしれませんよ。働かなきゃいけないぶん。

　医療機関や社会福祉協議会などが開催する、若年性認知症に特化した本人・家族会がある。同じように家族が若年性認知症のベテランの介護者からの体験を聞くなかで、共通の悩みを抱えていることを知り、自分の苦悩を話すことができるため、家族には精神的な支えの場になっている。デイサービスの利用に抵抗感がある場合も、本人に合ったレクリエーションや活動であれば楽むことができ、病状の進行により参加が困難になった段階で介護保険のデイサービスに切り替えることで、継続利用につなげられていた。
　一方で、平日は就業しているために参加できない家族もいることから、そうした人にも精神的なサポートや情報提供といった支援が届くようにすることが求められている。

おわりに

　筆者は、大学病院の精神科でもの忘れ外来に勤務するまでは、若年性認知症の支援に携わった経験がなかった。病状の進行の早さ、病態や症状の多様さをそこで目の当たりにし、高齢発症の認知症とは全く異なるものであることを知った。さらに今回紹介した訪問調査を通して、本人の就労継続と退職、世帯の経済事情、子どもの養育、親の介護など多くの生活課題を抱える家族の不安・苦悩についても初めて理解したのだった。
　若年性認知症のケースは、地域のさまざまなサービス事業所との支援体制が整った専門医療機関に早期につながることで、本人と家族が残された時間を少しでも早い時期から大切にし、安心できる支援が受けられるように調整することが望ましいだろう。

若年性認知症の診断は難しい

もしも、認知症でなかったとしたら……

公益財団法人 浅香山病院 認知症疾患医療センター長　繁信 和恵

長い経過で起こりうること

　筆者は認知症の専門医として、さまざまな疾患を背景とした若年性認知症を数多く診断してきた。全国に数多くできた認知症疾患医療センターでは、数回の診察と検査で鑑別診断を行い、治療方針を決定し、その後はかかりつけ医にお任せするという場合が多くなった。しかし若年性認知症はそうした診察だけでは誤診をする可能性があり、数年にわたって経過を見ることが非常に大切である。というのも、確定診断のためのアミロイド PET やタウ PTE といった画像検査や遺伝子検査は、限られた研究機関でしか行えないからである。

　筆者自身も、経過のなかで診断を変更したことが複数回ある。いくつかの例を紹介しよう。

診断を疑うのも私たちの仕事

　A さんは 59 歳の男性で、大学院を卒業し企業で精密機器の開発に携わっていた。X 年 7 月頃から仕事上のミスが目立ち、些細なことで怒ったり怒鳴ったりするようになった。顧客からの苦情もあり、職場の勧めで X 年 12 月に当院を初診。問診と診察、頭部 MRI や脳血流 SPECT、詳細な神経心理検査を実施したうえで、若年性アルツハイマー病と診断した。

　以降は継続して外来治療を行っていたが、その後 4 年にわたって認知機能低下の進行が乏しかった。若年性アルツハイマー病にしてはあまりに認知機能低下が進行しないため、ご本人が再就職を希望された際に、改めて鑑別が必要と考え、大学研究機関にアミロイド PET の実施を依頼した。その結果は陰性であり、アルツハイマー病は否定された。血管障害による軽度の認知機能低下と易怒性の亢進であると再考し、急性の脳血管障害を予防できれば今後も進行を防げることがわかり、A さんの再就職を後押しできた。

このように、現在の医学では若年性アルツハイマー病の人が5年・10年の期間も認知機能低下が進行せずに経過することは、まずないと考えるべきである。ご本人や家族、支援者にとって病気が進行しないことは喜ばしいことだが、医療者である読者の皆さんは、「診断が違っているのではないか」「何か別の疾患ではないか」と疑って、主治医とともに考える姿勢をもってもらいたい。そしてもちろんそれは、ご本人や家族のこれからの生活や人生に大きな影響を及ぼす判断だからである。

　疾患の鑑別が覆ってしまうと、以前の診断をもとに計画されたさまざまな治療やサポートが変更され、長い経過のなかで病気の進行を前提とした本人の環境が大きく変わってしまうだろう。しかし、そうした混乱や不安を支えるのもまた我々の仕事である。

認知症ではなかったけれど……

　55歳男性のBさんは、専門学校を卒業し、機械メンテナンスの営業を長年行ってきた。ある頃から仕事中に入力ミスや営業先で緊張してうまく言葉が出ない、話が伝わりにくい、営業車の運転が危なくなっているなどの指摘を上司から受けるようになった。本人も現状に強い不安を感じて会社の保健師と相談し、2年後にA大学病院を受診した。結果、MMSE 28/30、遅延再生2/3APOE ε4/4で、若年性アルツハイマー病と診断され、ガランタミンの服用が開始された。

　1年後、本人が「仕事で迷惑をかけていることが不安だ」と訴えて休職を決断して実家に戻り、継続治療の希望で当院を受診された。実家ではネットサーフィンや散歩をするなどして過ごしたり、時には友人と趣味の登山に行くこともあった。「職場には復帰したいが、全く同じ仕事に戻れる保証がないので、新しい部署になった場合に仕事が覚えられるか不安である」と話していた。

　筆者はこれまでの経過から、診察時の様子や3年間の認知機能低下の進行の乏しさを踏まえると、Bさんは若年性アルツハイマー病ではなく不安障害ではないかと疑い、大学研究機関にPET検査を依頼した。その結果、アミロイドPETではアミロイド沈着陰性、タウPETはタウ沈着陰性であったため、アルツハイマー病やタウ沈着による脳変性疾患は否定された。

　その説明を行った際、本人が語った言葉が印象的であった。「認知症ではないんですか？　認知症なら周りも仕事ができなくても納得してくれますが……。そうでないならどうしたらいいんでしょう」。進行性の脳疾患でないことは喜ばしいことであるが、それを知った瞬間は本人にとってつらいもの

であった。しかしBさんはその後、新たな診断を受け入れて他院のリワークプログラムに通院し、職場復帰を果たした。

＊

このように若年性認知症の診断は非常に難しい。だからこそ我々医療者はその経過に寄り添い、たとえ診断が変わったとしても新たな結果を受け入れて、その後は認知症者としてではない人生を歩んでいく本人の支援者となることが、ときには必要となるのだ。

第2章　それぞれの生活のかたちを支える

ディスカッション・メンバー

司会——山川みやえ

認知症専門医——繁信和恵

老年内科医——竹屋泰

老人看護専門看護師——長瀬亜岐

認知症看護認定看護師A——三好豊子

認知症看護認定看護師B——山本朝美

特別養護老人ホーム看護師——高橋伸平

認知症ケア専門士——稲田敬子

ケアマネジャー——平井敬子

● 本章で紹介するケースはすべて実際の事例に基づいていますが、患者・家族の背景を変更し個人が特定できないよう配慮しています。

病気を受け止められないまま、ジョブコーチを導入して会社の仕事を継続した。

ポイント

● ジョブコーチの導入をどう考えるか。職場・ケアチーム・家族はどうサポートするか。
● 病気が進行するなかで、仕事を辞めて公的サービスに切り替えざるを得ないと判断するタイミングはいつか。
● 病気を受け止められないままに退職となってしまったことで、どのような変化があったか。

本人と家族について

本人（Aさん）は52歳男性である／51歳のときに一旦アルコール性認知症と診断されるが、専門病院で精査したところアルツハイマー型認知症とわかる／主介護者の妻と長男・長女・次男の5人家族で、飼っている犬を大事にしている／職場での業務遂行が困難なためジョブコーチをつけるが、病気の進行にともない契約社員、休職となる。現在は作業所に通いながら自宅療養中である。

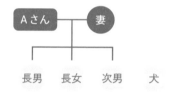

経過　（年齢と本人の状況）

＊1 SPECT（Single Photon Emission Computed Tomography）：微量の放射線を出す検査薬の集積部位から出る放射線を検知し画像化する、認知症の確定診断に欠かせない検査。脳血流SPECT検査では、各部の血流状態や働きなどMRIやCTではとらえられない早期の脳血流障害の検出や神経症状の責任病巣の検出、脳の機能評価などが可能。

50歳（夏頃）　もの忘れの症状が気になり始めた。財布をなくしたり、かばんを忘れてきたりするようになった。行き慣れたガソリンスタンドの道順がわからないことがあった。経理の仕事で計算が合わなかったり、振込先を間違ったりするようになった。近くの病院では異常なしとされた。

51歳（1月）　専門病院でアルコール性認知症と診断され、酒と車の運転をやめた。

51歳（5月）　仕事を継続していたが、業務に不備が重なるため、職場から受診を勧められた。若年性認知症コールセンターに電話を入れ、専門医療機関に受診した。

51歳（10月）　アルツハイマー型認知症と鑑別された。アルコール関連との判別はその時点では困難であり、SPECT＊1は若年型アルツハイマー病の典型例ではなく、MRIで萎縮が目立った。本人は「経理と総務の仕事をしている」と話すが、実際にはすでに経理から外されており、総務の仕事も困難になっていた。

*1 ジョブコーチ：職場適応援助者ともいう。障害者が職場に定着し長く働けるよう支援する。2002年に厚生労働省の障害者雇用促進法に基づく「職場適応援助者（ジョブコーチ）支援事業」開始に伴い誕生した。資格試験などはなく短期講習の受講が必要。訪問型ジョブコーチ、企業在籍型ジョブコーチ、配置型ジョブコーチの3種類がある。

51歳（11月）	会社の上司が診察に同席し病状説明を受けた。ジョブコーチ[*2]の利用について本人・妻・会社の上司が同意した。本人は迷惑にならなければと仕事の継続を希望したが、簡単な作業でもミスがみられ同時に2つのことができなくなっており、部下の女性社員が仕事をサポートした。会社より雇用形態の提案があった。家族交流会や本人交流会に通うようになった。精神障害者福祉手帳を取得した。
52歳（1月）	契約社員になった。少し怒りっぽいがすぐに忘れるため、怒りは長続きしない。休日の服薬を忘れるようになった。何度も同じことを聞き、具体的な指示がないと動けなくなった。
52歳（9月）	月間スケジュールやマニュアルの作成、アラームの活用でやるべきことを想起できるよう工夫したが、なかなかうまくいかなくなった。会社より「早く休職したほうが傷病手当は高くなる」と説明を受けた。
52歳（10月）	休職となり、退職の話も出た。
52歳（12月）	作業所へ行くことになった。週3回、1人で電車に乗って通っている。

ディスカッション

認知症専門医（以下、専門医）　当初Aさんは、近医でアルコール性の認知症と診断されていたので、「酒をやめているのに、どうも仕事ができないので困る」ということで、会社としては解雇をしたい意向が強かったのです。それで、きちんとした鑑別が必要だということで専門病院に来院したところ、若年性のアルツハイマー病と診断されました。

　会社側は病気が判明したことから一転して協力姿勢を示し、即解雇とはならずに当面はジョブコーチを利用しながら頑張ることになりました。

看護師（以下、司会）　本人からは何度も「仕方がない」という発言がありましたが、正直な気持ちとしては「まさか。認知症とは違うのではないか」という思いもあります。先のことは考えないようにしていて、そのことを自身で「現実から逃げている」というふうに感じています。周囲に迷惑をかけていること、会社に対して感謝していることも語っています。今の楽しみは飼っている犬とともに過ごすことだと言い、そのときは表情が普段より少し明るくなっていました。

　介護者の妻は、本人が先のことやつらさなどを自分から話さないと語っています。会社に対しては「ほとんど解雇されたに等しい」と感じ不満を抱えていて、どのような対応が望ましかったのかと聞くと、部署替えや仕事内容に配慮がほしかったと言い、「すごくつらい思いをしている」とこぼしていました。

●Aさん
・仕方がない。(ジョブコーチの介入や休職について)
・でも正直今でも「まさか」って思う。
・先のことは考えないようにしている。
・あきらめているし、考えないようにする自分は逃げているようにも思う。
・周りに迷惑をかけているので普通にしたい。
・会社には感謝している。
・今の楽しみは犬。

●妻
・本人はあまり話さない。(Aさんがどんな気持ちなのかわからない)
・会社に対しては、ほとんど解雇されたに等しいと思っている。
・部署替えや仕事内容について、もっと配慮をしてほしかった。

現在のAさんと妻それぞれの気持ち

老年内科医 妻と本人の会社に対する気持ちが違っていますね。会社からの説明は妻も直接聞いているのでしょうか。

司会 おそらく聞いておられ、ジョブコーチの受け入れなどには感謝を感じながらも、契約社員→休職→退職といった見通しがあらかじめ会社側にあることに不信感をもっているようです。

専門医 補足すると、若年性認知症の人の特徴として妻と日常生活を送るうえでは、もの忘れはあれど食事もできるし着替えもできるため介護は必要ない一方で、職場でそれより高いスキルを求められる仕事に就いている場合、認識の乖離はすごく大きいように思います。逆に女性の場合では家事に不備が生じたりすれば夫にも深刻さが理解できるでしょう。そのあたりの現実を妻は捉えきれていなかったかもしれません。これはこの例に限らず多くのケースで感じていることです。

司会 本人の病状は今後確実に進行し、元の状態に戻ることはないわけですが、ジョブコーチを導入することで社会生活を少しでも先延ばしにするという考え方は、本人にとってどうなのでしょうか。もちろん、自分自身で納得できたと判断するまで続けられることが望ましいのですが、そもそもジョブコーチを職場復帰を目的に利用することについてどうとらえますか。

認知症ケア専門士 会社がジョブコーチを導入した理由を「本人が少しでも安心して仕事ができるようにつけてくれた」と受け止めるか、「一人では任

せられないから、つけられてしまった」ととらえるかですね。でもいずれにせよ、会社としてはAさんの鑑別診断がついた時点で、可能な限り長く勤められるよう環境づくりをしたと思います。ただその説明の言葉を妻が後者のように受け止めていたなら、もう少し話し合いをしっかりと行うべきだったのかもしれません。

ケアマネジャー　最初に会社内で異変に気づかれたとき、本人は同僚などにどう相談したのか、あるいは隠し続けようと思ったのか。周囲がどのような反応を示して本人に対応されたのだろうと思います。ジョブコーチ任せになっていたのか、それとも会社全体で支えていこうという雰囲気だったのかが気になります。

老人看護専門看護師（以下、専門看護師）　大手企業であったことも会社が受け入れてくれた理由にあると思います。また、Aさんがどのような役職を担っていたのかも重要です。ジョブコーチをつけてでも働きたいという本人の意思があり導入したのはいいことだと思いますが、進行性の疾患のためどんどんできなくなっていく仕事が増えていきます。そうなったとき、これまで背負ってきた責任やプライドとどう折り合いをつけるか。言い換えれば、ジョブコーチをつけて働く期間というのは、その「辞めどき」を自分自身で決めるための時間と言えるかもしれません。
　そう考えれば、若年性認知症の場合、脳血管障害の人たちとは異なるかたちでジョブコーチが入る必要があると思います。アルツハイマー病という進行性の疾患について職場の人々や家族にもきちんと説明しながら、サポートしていくことがジョブコーチの望ましい役割なのではないかと思います。

司会　Aさんはこの会社でしか勤めたことがなく、ずっとそこに尽くしてこられました。しかし、いずれは職場と決別し公的サービスに切り替える転機を迎えなければなりません。そのためのソフトランディングとしてのジョブコーチの役割は確かに大きなものですね。一方で、家族の妻からすれば、もしかすると「できないことをわからせるために導入された」と感じるところがあるのかもしれません。

特別養護老人ホーム看護師（以下、特養看護師）　本人には、そうした状況に諦めや納得の気持ちはあるようですね。職場の対応の是非というよりは、むしろ妻と本人との間で気持ちや考え方をすり合わせ、ともに同じ方向を向いていくための機会がもっとあったほうがよかったのでしょう。

老年内科医　こうした家族間の意識のギャップは、さまざまな場面で起こります。先ほど言及されたように、職業的機能は家庭での日常生活ではなかなか判断がつかないものです。たとえば介護保険の評価のため役所の人が自宅に訪れたとき、認知症の夫がしっかりしていると、妻は「こういうときだけ、ちゃんとしてるんだから」と思ってしまう。それは家族からすれば「本当はもっと悪い状態なのに」という気持ちですよね。

　こうしたことは疾患への無理解が原因であり、われわれ専門家がそうした知識の啓発を十分に行えていない結果だと思います。当事者が「そういうものなのだ」と納得できる先例をもっと広く示していく必要があり、決して会社や妻の立場を責めるようなことはすべきではありません。

　ジョブコーチは必ずしも認知症ばかりを専門としているわけではありません。われわれ医療者もそうですが、認知症に対する知識やスキルの量にはものすごく差があり、上手くサポートできる人ばかりではありません。認知症者を支えるしくみや制度が社会全体でもっと総合的に進んでいく必要を感じますね。

専門医　これまで何人かのジョブコーチにお願いをしてきましたが、若年性認知症者を経験した人は誰もいませんでした。そもそも資格取得時に若年性認知症について学ぶ機会もないため、Aさんのジョブコーチには、まずこの病気の詳しい理解のためにかなりの時間を割いて説明を行いました。初めて職場に入るときも、当院のソーシャルワーカーが数回にわたって付き添いましたが、実際の現場を見ると、ジョブコーチは本人を手取り足取り指導するというよりは、本人への対応のしかたを職場の人々に伝えたり、本人にマッチする業務をアドバイスしたりする役割が中心でした。

認知症看護認定看護師（以下、認定看護師）A　ジョブコーチ導入の際に、「そうすることで、あなたが難しくなってきたことをサポートできるが、どうだろうか」という伝え方をしたのでしょうか。つまり本人がジョブコーチがつくことをどう理解し受け止めていたかが気になります。あと、サポートをつけても難しい場合はどうなるのか。そうなったときに例えば「配置換えをさせていただきますね」と伝えておくなど、目的と結果の評価について事前に明確にしていたのでしょうか。

　もう一つは、Aさんは病気になる前は管理職として人に指示をする立場でしたが、こうしたサポートをつけて仕事をすることの心情的なつらさや屈辱感を味わいながら、それでも生活のために仕事を続けたいという気持ちがどのようなものだったのか。しかも、本人が抱えるハンディをジョブコーチが

会社や家族に報告される際、自身が「できないこと」を事細かく突きつけられるわけです。つまり導入から過程、終了に至る場面全体を通して、本人の気持ちをサポートするような仕組みが必要だと思います。

司会　そうしたサポートに妻も加わることができていれば、本人の置かれた状況や気持ちを具体的に共有することができていたでしょうね。結果的に妻にはこうしたとらえ方のギャップがあり、会社に遺恨を残してしまっています。現在はまだ介護保険を導入しておらず、自立支援の制度を利用されていますが、今後どのように支援していけばよいでしょうか。

ケアマネジャー　今は作業所に通っておられる状況です。50〜60代の若年性認知症の人で、デイサービスに抵抗なく行かれるケースはほぼありません。運動やレクリエーションを通じ利用者と交流をもつことが中心になっている場所に、そうした若い人が溶け込むことは本当に難しいでしょう。制度的には若年性認知症に対する加算もあるため受け入れをうたう施設もありますが、実際の内容はどうなのかという課題はあります。

認定看護師A　作業所の利用についても、やはり本人がどのように思っているのかをまず聞くことから始まると思います。前向きに取り組めているのか、物足りなさを感じているのか。また、作業所側もどのように受け止めているのか、双方のとらえ方を確認したうえでサポートを考える必要があります。

ディスカッションから見えたこと。

● ジョブコーチのサポートを受けながら働くことは、"仕事を辞める時期を自分自身で決める期間"ととらえる。
● 若年性認知症に対する周囲の理解を促すこともジョブコーチの役割である。
● ジョブコーチは認知症のみを扱うわけではないため、医療者による専門的なサポートも重要である。
● 若年性認知症では、発病前の自身との落差が大きいため、本人にも家族にも病気を受け入れることが難しい。あらゆる場面で本人の気持ちをサポートする必要がある。

激しい脱抑制がみられたが、20代のため誰も認知症を疑わず、診断まで長期間を要した。

ポイント

- ●発症から診断までの時間が長くかかった場合、その間に家族をどう支援し、どのように本人の QOL を保つことができるか。
- ●本人は亡くなるまでほとんどの時間を病院で過ごしたが、他の選択肢は考えられたか。

本人と家族について

本人（B さん）は、26 歳のときに前頭側頭型認知症を発症／入院後のキーパーソンは母（妻とは発症後に離婚）／高校卒業後鉄道会社に就職し駅員や運転士として働いていた。発症の 4 年前に結婚し翌年長女が出生した。妻によると、まじめで優しく子どもの面倒もよく見ていた（子どもはダウン症）。発症から約 10 年後に死去した。

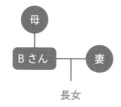

経　過（年齢と本人の状況）

26 歳	職場で他人の弁当やおやつを欲しがったり勝手に食べる行為が見られ、"ちょっと変わった奴"と噂になった。同僚の友人が本人の言動を不審に思い注意するが、「そんなん知らんわ」と気にとめずその場を立ち去った。その頃より家庭では手洗いや水道蛇口・ガス栓の開閉確認を数分ごとに繰り返す行為が目立つようになった。面倒見のよかった子どもにも次第に関心を示さなくなっていった。
27 歳（4月）	それまで意欲的に取り組んでいた昇進試験の勉強をしなくなり、運転士の定期試験に落ちるようになった。10 月には上司から命じられ内勤に異動になった。妻の判断で近医内科を受診したが症状は改善しなかった。そのため、A 大学病院精神科を受診したところ、神経症を疑われ抗不安剤、睡眠剤を処方されたが改善はみられなかった。さらに12 月、近医脳神経外科で頭部 MRI を施行したが問題なしとされた。
28 歳（1月）	近医精神科クリニックで統合失調感情障害と診断され通院していた。同時期より「寒いから」と 1 日に 4・5 回入浴したり、ハンバーガーを日に何度も買いに行くようになった。2 月、車を運転中に追突事故を起こしそのまま逃走した。後に妻とともに警察へ出頭したが反省する様子も

なく、警官の前で"髭ダンス"の歌を歌ったりするなど、他人事のように振る舞った。行動の抑制ができないため、精神科クリニックからB精神病院を紹介され入院となった。

28歳 (8月)	家族が鑑別診断を希望し、C大学の精神科へ転入院した。病室内ではベッド上で奇声を発しながら飛び跳ねる、主治医の顔をみてはしゃぐ、訪室した女性看護師に抱きつく、落ちつきなく自分の膝をさすり続けるなどの様子が見られた。そのため終日片手拘束・施錠が行われたが、多幸的で抵抗はなく不満も訴えなかった。主治医同伴で売店に買い物に行くと、決まって同じ菓子を買っていた。臨床症状、画像所見などから、ハンチントン病もしくは前頭側頭型認知症を疑われた。CAGのリピート数検索で前者が否定されたため後者が第一診断となり、精神症状に対してバルプロ酸、カルバマゼピン、選択的セロトニン再取り込み阻害薬などの薬物療法が行われたが、症状の改善はみられなかった。
28歳 (11月)	C大学病院の入院中に、セカンドオピニオンを求めD病院認知症専門外来を受診したが、やはり前頭側頭型認知症と診断された。MMSE 28/30で、著明なオルゴール時計症状（刺激が入ると常同的に同じ内容の語りを繰り返す）を認めた。数種類のエピソードを繰り返し語った。
29歳 (1月)	長期治療療養目的で、E精神科認知症治療病棟へ転院した。面会に来た他の家族におやつをねだる、入浴後に全裸で病棟を全力疾走で3周して自室に戻る、その途中に他の患者の頭をニコニコ笑いながら次々に叩くなどの脱抑制的行動、儀式的行動がみられた。そのため、スタッフが十分に観察対応できる時間以外は個室での隔離が必要だった。著明なオルゴール時計症状を認めた。
36歳	入院生活を継続し、症状の進行により死去。

ディスカッション

専門医 前頭側頭型認知症は、この年齢ではなかなか疑いにくい疾患ですが、BさんのMRIを見れば前頭葉の萎縮がはっきりと出ており、診断した年にはさらに萎縮の進行が見られました。脳血流SPECT（次ページ写真）の2段目を見ても機能低下が著しいのがわかりますが、1年の経過としては早い進行です。ただ、実はBさんは亡くなった後に病理解剖もさせていただきましたが、既存の変性疾患でみられる病理変化は認められませんでした。したがって病理学的には、さまざまな認知症原因疾患のいずれの判別もつかず、臨床上の前頭側頭型認知症と判断されています。

司会 この事例では診断がつくまでに長い時間を要しました。その理由はなぜでしょう。

専門医 一つは年齢が若いため、遺伝歴などがなければなかなか変性疾患を疑うことは困難だと思います。家族も認知症とは思わないでしょうから専門

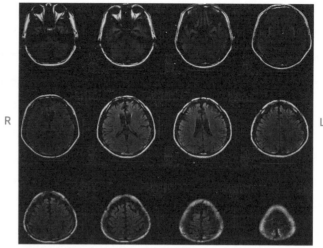

27 歳

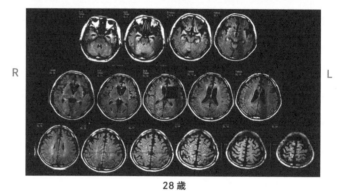

28 歳

B さんの頭部 MRI 画像

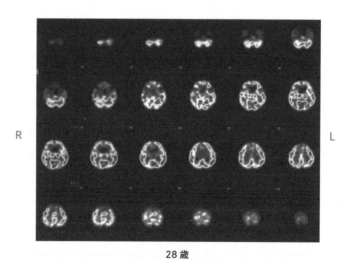

28 歳

B さんの頭部 SPECT 画像

病院にたどり着きにくいでしょう。ただ、詳細に病歴を聞けば、それまで全く問題がなかった人なのに特有の症状が出てきているので、診断が不可能なわけではありません。

司会　さまざまな医療機関を転々としていた、家族の苦労やつらさも相当だったと思います。

老年内科医　診断に長い時間を要するのはすべての認知症に言えることですが、具体的にはまず医師にかかるまでが長く、さらに診察後もなかなか診断がつかない場合もあります。このBさんの場合は前者に1年かかったのですね。20代なのでかかりつけ医がいないのも普通です。でもやはり、どんな病気にしろ早期診断が本人と家族のQOLにつながると考えますので、こうした人をいかに早く医療施設へつなぐかが社会全体の課題です。それにはやはり一般の人々に疾患の知識が広く理解される必要があると思います。

司会　とくにこのケースの場合、年齢が若すぎるために疑うどころかまさか認知症のはずがないと誰もが思い、可能性を排除していたとも言えそうです。ある意味で仕方のなかった特殊な例だったとしても、初診に付き添って来られた家族の疲れ果てた姿を思うと、医療者の迎え方というものが非常に重要だと思います。

特養看護師　Bさんは今の私と同世代の方なので、もし自分がそうした症状があっても同様に周囲はなかなか受診につなげられなかったでしょうね。激しい脱抑制がみられたので、入院して療養しながらそうした症状を抑えることについては、本人のQOLという視点からよく省みる必要はあるとは思いますが、仮に自宅療養のなかで大きな事故などが生じた可能性も考えれば、入院の選択だけが本人の生活の質を下げたとは言い切れません。とても難しい問題です。

司会　今の社会制度では、こうした人を家で看ていくことはほとんど不可能に近いでしょう。

専門看護師　若い男性のため体力や活力もあり、病棟を何度も走り回るような行動を止められない現実をみると、在宅ではやはり困難だろうと私も思います。精神症状がすごく強く薬剤でもコントロールできないときには、まずは精神科の認知症治療病棟で本人の安全を保ちながら、どのようなケアがで

きるかを検討し、「病院だから QOL が保たれる」という見方もできると思うのです。

認定看護師 A　家族にとって「精神病院」はまだまだハードルが高いものでしょうから、決断するまですごく悩み苦しまれ、やっとの思いで来られたのだと思います。だからまずそれ以前に、もっと気軽に相談ができる場所が社会にあればいいのになと思います。入院期間が長かったことを考えると、その時間を仮に在宅で家族がみることになっていたら、ダウン症をもつ娘を育てている妻の状況を考えるとかなり難しい状況だったでしょう。入院できたからこそ、制限のある環境ではあっても行動の自由がいくらか確保されていたため、運動能力の低下を遅らせることができたと私も思います。

認知症ケア専門士　私は直接 B さんのお世話をさせていただきました。入院時に「どうしてこんなに若い人が？」と衝撃を受け、年齢相応に体力・活力が旺盛だったため、まずは他の患者さんに危害が及ばないよう注意を払いました。そしてそのためには生活のリズムを整えなければいけないことを理解するまでに時間がかかりました。

　当初は、極めて早い病気の進行や症状の激しさから生じる問題への対応に追われるばかりでしたが、今後の経過とその人のありようの全体を眺めたとき、いま食事が摂れて排泄もできる状況も限られた猶予しかありません。だからこうした現状を「ありがたいことだ」と受け止め、今できることをていねいにケアすることの大切さを学んだように思います。

認定看護師 B　行動制限と QOL について考えると、B さんの場合は激しい脱抑制への対処として、制限をコントロールすることでスタッフが本人の行動の自由の余地を整えられ、QOL を保つことにつながったと考えています。

司会　一概に制限を悪とするのではなく、隔離されている間の環境をいかにきちんと整えられるかが大事なのですね。

ケアマネジャー　私がまだケアワーカーとしてこの病院で働いていたときにお会いした方で、同様に衝撃的でした。病気の知識がまだあまりない頃だったため勉強する必要性を強く自覚したケースでした。かかわった時期には活発だった行動が少し落ち着いてきた頃でしたが、トラブルが起きるたびに隔離となってしまう状況に、はがゆい思いを感じていました。というのも、なかには他の患者さんが原因で起きていたことも少なくなかったからです。ま

た、面会に来られていた母親がどんな気持ちでおられたのかと、今でも思うことがあります。

専門看護師　私が家族の方とお話をする際には、介護者の健康状態と生活状況を聞くようにしています。しっかり睡眠や食事がとれているか、仕事がある場合にはちゃんと出勤できているか、今の状況を相談できる相手はいるか、そしてその介護者自身のキーパーソンが誰なのか。外来であれば会うたびにそうした話をていねいに聞くことで、徐々に自分自身の困りごとや健康のことなどを話してくださるようになり、信頼関係ができれば「この看護師さんは自分のことも気にかけてくれているから、本人のことも任せられるな」と安心してもらえると思います。また、会話から患者の元気な頃の様子を知ることもでき、病棟であったちょっとした出来事とつなぎ合わせてポジティブな報告ができることもあります。

専門医　Bさんは長い入院のなかで食事がとれなくなってからも、スタッフの懸命な努力と技術で口から食べることを継続できていました。しかし母が持って来る差し入れを親子一緒に口にできるようにすることは難しく、家族としては、何もしてあげられないのに面会に来ることに切なさを感じていたと思います。それでも本人と有意義な時間を過ごすためにどうすればいいかをスタッフたちは常に考え、病気の進行に合わせて対応していました。

認定看護師A　スタッフは、入院して活発だった2年間のあと自発性低下がみられ亡くなるまでの5年間を看てきたわけですが、それはよいケアの継続によって維持できた時間ではないかと思います。

認知症ケア専門士　排泄がうまくいかなくなってきた時期には、自分の便を壁に塗りたくるようなこともあり、廊下を歩いていると便臭がしてきて「ああ、またか……」という感じでした。異食の恐れがあるために便を硬くできず弄便に結びついていたのですが、部屋の中は壁もベッドも床も便だらけでした。来室する際は人を集め、ドアを開ける際に必ず一呼吸置いて「さあ行くよ!」という感じで入室していました(笑)。
　その際、スタッフは「風呂チーム」と「ケア・掃除チーム」に分かれるのですが、Bさんを入浴に連れて行くと最初は脱衣を面倒がっていたけれど、回を重ねるにつれて更衣の順番を覚え、自分で着てくれるようになったんですよ。そうしたことがあるとやっぱり嬉しいですよね。

司会　私も当時Bさんにお会いしたことがありましたが、便まみれになっている身体のまま廊下を歩くのは恥ずかしいだろうとの配慮から、シーツで全身をぐるぐるっと巻いてお風呂に連れて行かれていたのが印象的でした。それはそれで目立っていましたが（笑）、スタッフが迅速に対応して、できるだけ人目を引かないように配慮していました。

認定看護師A　スタッフが壁についた便をものすごく苦労しながら拭き取ったと聞き、「便はすごく臭いが残るから、掃除する人はきっと髪の毛まで臭気が染みついてしまっただろうな……」と、現場の大変さを想像しました。ところが「でも、便って出ないと困りますからね……。それは腸が動いてるということですから」とそのスタッフが言ったんです。本当に感激しました。患者の年齢が若く経過が長いなかで、日々の症状に四苦八苦しつつ、でも長くそばにいるからこそ、その人がどんな人物であるかもよく理解できており、何が起きてもその人の身になって身体的な状態を評価できていたわけです。病棟での患者への向き合い方を象徴する言葉だったと思います。よく頑張りましたよね。

認知症ケア専門士　ありがとうございます。暴力がある患者さんだと正直しんどいのですが、Bさんにはさまざまな周辺行動はあったけれど、スタッフに手を上げるようなことはなく、とても人柄のいい方でした。周囲の人を癒やしてくれるようなところがあって（笑）、私たちも助けられました。

ディスカッションから見えたこと。

- 在宅で過ごすことを望むケースが多いが、安全性や症状の激しさを考えたとき、本人のQOLを維持するために入院や入所も行き先の選択となる。またその判断には疾患への知識が必要である。
- 病気の進行に合わせて今できる日常生活を尊重したかかわりが求められる。
- 行動の制限があるなかで、心身の自由をいかに確保できるかがQOLにつながる。

自営業のため、仕事の不調を通して
症状の出現に気づく者が周囲にいなかった。

ポイント
● REM 睡眠中の問題や、攻撃性を考慮した薬剤調整を継続していた。
● 身体機能が低下して以降は行動症状が落ち着いた。
● むせ込みなどが多く、転倒もありハイリスクな状態だった。
● 穏やかに過ごすためにできたことは何か。

本人と家族について
本人（C さん）は 65 歳のときにレビー小体型認知症を発症した。職業は大工だった／主介護者の妻と 2 人暮らし、子どもは 3 人いる。長女は作業療法士である。

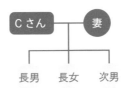

経　過　（年齢と本人の状況）

64 歳	ものを置き忘れることが目立つようになった。
65 歳	睡眠中に寝言が増え、その際に手を振り挙げたりする、レム睡眠行動異常症状（RBD）がみられるようになった。主訴は近時記憶障害と見当識障害、パーキンソン症状であり、認知症専門病院にてレビー小体型認知症の初期と鑑別診断された。MMSE 23/30、認知症高齢者日常生活自立度判定基準Ⅱa。リバスチグミン18mg（1 日 1 枚）
68 歳	クロナゼパムを増量したことで明け方の寝言が減少した。服薬開始によって血圧の低下は少なく、頭痛も減少していた。病状の進行に合わせてドネペジルを 8mg から 10mg に増量した。スボレキサントを 15mg 服用しても睡眠改善しなかった。夜間にトイレの場所がわからないことがあった。「ゴミ箱が燃えている」と訴える幻視があった。地方の実家に帰省したが混乱は持続していた。寝言は減ったが、夢を見て妻の首を絞めることがあった。
68 歳（1月）	自宅を自分の家でないと思ったり、親戚の家を自分の家と思ったりした。気分にむらがあり易怒性が強くなった。大工道具に固執した。夢と寝言が持続し、幻視で虫や蛇が見えた。アリピプラゾール、クエチアピンなどで症状が緩和した。
68 歳（3月）	興奮傾向は落ち着いたが、何度か自宅から出ていこうとした。睡眠は改善傾向だが起床時に寝言とふらつきが見られた。日中のイライラは目立

たなかった。デイサービスを変更し、週3回のリハビリは楽しく参加できた。

68歳 (5-8月)　歩行はやや前屈で動作は緩慢だった。4月末から夜中に起きるようになった。幻視で子どもが見えていた。少しずつ眠るようになったが、途中で起きると1時間ほどは荷物をまとめたり、「子どもがいる」と言いずっと動いていた。全く眠らない日の翌日はよく睡眠できたが、その分昼の活動性が増えた。「火が出ている」「水が出ている」などの幻視がみられた。デイサービスに行くと帰宅したがり、ドアを蹴るなどした。入浴拒否も強く、無理に勧めると「壁をぶち破ってやる」と発言した（妻がそばにいると安心した）。リスペリドン液0.5mLを服用した。朝起き上がるときに立てなくなった。クエチアピン100mgを125mgに増量した。

69歳 (9月)　デイサービスから帰宅後、家に入らず「隣家を修理に行かなければいけない」と言ってガレージで大工作業をしていた。「もう死ぬ」と言ったりした。朝・夕にリスペリドン液を3～5滴服用した。

69歳 (11月)　家を出ていくことや、デイサービスでの暴言が減ってきた。失禁と寝言が多くなってきた。

69歳 (1-4月)　年末年始はよく眠り、下肢の筋力低下がみられた。デイサービスから帰宅した際の落ち着きのなさは減少していたが、ふらつきがみられ転倒しやすかった。右大転子部に表皮剥離が出現した。1月末より発熱がみられた。食事と水分摂取量は減少し、歩行が不安定で車椅子を使用した。夕方のリスペリドン液服用は一旦中止となった。クリニックで点滴治療を受け解熱した。元気になり食欲も改善した。夜間に覚醒し起きて出ていこうとした。

69歳 (5-7月)　布団を噛みしめることがあった。夜間の中途覚醒は減少し、歩行はゆっくりだが独歩が可能。デイサービスで入浴を拒否した。自宅では風呂に入ると浴槽から出なくなった。

69歳 (8月)　上肢に水疱ができ皮膚科を受診したところ、CK（3438）[*1]の上昇を認めた。熱中症の疑いと診断された。幻視などがあるため、同日に認知症専門病院に入院した。リスペリドン液・クエチアピンを中止し、ラメルテオン8mgを開始した。医療行為への拒否から看護師の手を振り払うことが多かった。傾眠傾向で食事を開始してもエレンタール（総合栄養剤）を摂取できないことが多くなった。家族が持ち込む間食のみ試した。認知症の進行で摂取量が進まない状態が続いた。必要な栄養量が摂取できるように胃ろうを造設した。

70歳 (9月)　認知症高齢者日常生活自立度Ⅲa。幻視と独語が増えた。介護に抵抗することがあった。ラメルテオン、クロナゼパム、スボレキサントを中止し、レボドパ1.5錠を0.5錠に用量変更した。レボドパの服用開始後は日中の覚醒度が上昇した。一方で幻視の増大による不穏の発症はみられなかった。鎮静作用のある薬剤は処方されておらず、覚醒度の低下はレビー小体型認知症の進行による脳機能低下の可能性が大きかった。

70歳 (10月)　声かけに対し視線が合わなかったり、的外れな返答があった。経口摂取はほとんどできなかった。退院して老人保健施設に入所した。ベッドから転落し、頭部CTで左硬膜下水腫が発覚した。

70歳 (1月)　一時入院し、穿頭血種除去術を受けた。入所中に発熱とSpO₂の低下で再度入院となった。泌尿器科を受診し、膀胱収縮機能の低下がみられ腎機能保護と感染予防の目的でバルンカテーテル留置[*2]となった。以後

*1 CK（Creatine Kinase）：クレアチンキナーゼ。筋肉細胞に最も多く含まれている酵素の一種。

*2 バルンカテーテル留置について：実際には、膀胱留置カテーテルで尿路感染症は予防できずむしろ助長する。この判断はあくまで当時の担当医の指示によるものである。

		4週ごとに交換していた。
70歳	(4月)	経口摂取の際にため込みやむせ込みがあった。スタッフ2名で左右から抱えて歩行を支えた。
70歳	(5月)	自身による体動がほとんどなく、上肢をわずかに動かすのみとなった。これ以後は誤嚥性肺炎などにより何度も入院を繰り返した。
70歳	(8月)	死去。

ディスカッション

専門医　Cさんは、薬剤調整にとても難渋した方でした。幻視を抑えようとするとパーキンソニズムが強まり、そちらの改善を図ろうとすると幻視が現れ睡眠状態が悪化する。睡眠を改善しようとすると動きが悪くなり幻視が増えてしまう。娘が作業療法士のため、家庭で非薬物療法にも力を入れてくれていたのですが、レビー小体型認知症特有の典型的な薬剤過敏があり、かつ精神症状とパーキンソニズムが併存している非常に困難なケースでした。家族もそうした状況に翻弄され、介護負担がかなり大きかったでしょう。

　受診された際には症状がかなり進行しており、レム睡眠障害が出現したのは大工の仕事がうまくできなくなっていた頃からでした。家族には、徐々に仕事が減ってきた理由は「不景気のせいかな」という程度の認識だったようです。

司会　診察時点で認知症高齢者日常生活自立度判定基準がⅡaなので、結構進行していたようですね。やはり、受診が早ければ早いほどよかったと思いますが、いかがでしょう。

専門医　Cさんには、すでに家庭でも幻視とそれに反応した行動が強く出ており、本人がこれらを自覚するのは難しい状況でした。レビー小体型認知症の場合、本人にまだきちんと病識がある段階で幻視への理解を促し、混乱なく過ごせるようにすることが非常に重要です。あともう数年前に対応できていれば家族の負担も軽減できていたでしょう。

老年内科医　レビー小体型認知症の典型的な例だと思います。使いたい薬剤の効果と悪影響がトレードオフの状況となるため、介護者を巻き込んだ支援体制をどうつくるかを十分に話し合い、対応していくしかありません。

ケアマネジャー　Cさんはデイサービスを利用されていて、自宅では言語聴

覚士（ST）や作業療法士（OT）が訪問リハビリを行っておられたんですね。

専門医　使えるサービスはほぼすべて活用していましたが、デイサービスにはあまり行きたがらず、出かけてもすぐに帰りたがる状況で、妻が早々に迎えに行くことがよくありました。

ケアマネジャー　私が今かかわっている利用者さんの家族は、本人が見る幻視への理解が深く、「ああ、また誰かが見えているのね？」「今日は何人の人が来ているの？」と楽しげに会話されます。つまり否定されないんですね。医師からそのような対応を勧められたそうで、本人には本当に見えているんだろうなという気持ちで向き合っておられました。それを聞いてすごいなと思いました。

認定看護師B　確定診断を受ける以前から幻視などがみられていたのなら、その時点から家族への指導が必要だったのではないかと思います（どこに相談をしてよいのか、この症状が認知症によるものと家族が理解をしていれば可能な話であり、現状は難しいことも十分理解しています）。本人の症状に理解がない状況で対応したため、本人が怒り出す可能性が高くなったのかなと思います。

司会　確かにそうですね。たとえば寝室をどうされていたのかも気になります。「首を絞められる」ようなことがあってからも、夫婦一緒だったのか。

専門医　それでもご一緒だったようです。とにかく目が覚めたときに危険で目を離せないからと、妻だけでなく娘もそばで寝ていました。

認知症ケア専門士　介護の最中に本人から手が出る状況は、何かをしようとする行動を止めたときに多くみられます。こちらが危険だからと思い制止したときに暴力へ結びつくことがあるため、言葉の言い回しに配慮したり、遠回りでも待つ時間をつくるなどしますが、家族にはなかなかできないものです。だから自宅介護でしんどいときには、少し本人と距離を取る意味での入院についても理解が必要だと思います。妻にすれば長年連れ添うパートナーから暴力を振るわれることは大きなショックですから。
　レビー小体型認知症の人は、病状が進行していくなかでも記憶は残されており会話もできるのでよい面がまだありますが、このケースではすべて削ぎ取られてしまっているように見えます。

認定看護師B 「もう死ぬ」などの言葉もあって、すごく切ない。本人も苦しかったんですね。

特養看護師 デイサービスに拒否感があったようですが、Cさんに限らず男性では苦手に思う人が多いようです。その人に合ったサービスをどう調整していくかも難しい課題だと思います。

認定看護師A この症例では入院までにすごく長い経過があったことに驚きました。薬剤調整の難しさや妻への暴力などを考えると、夫は職人気質で亭主関白なところもあっただろうし、そうしたなかでも妻が頑張ってこられたのは、元々の夫婦関係がよかったからかもしれませんが、どうしてここまでできたのだろうと思います。もちろん医師が幻視についてきちんと知識を伝えていたことや、娘が医療職で協力できたことなどが背景にあったのかもしれませんが。

専門医 家族には在宅で看たいという気持ちが非常に強かったのです。経過のなかで何度か入院しなければ難しい局面がありましたが、身体の具合が悪化したとき以外は、たとえこちらが提案をしても精神症状を理由とした入院は選ばれませんでした。

司会 精神症状がずっと落ち着かず本人もすごくつらかったと思うと、短期入院を検討する必要もあったと思います。つまり、長く在宅でやっていくために入院をうまく活用して薬剤調整を図るという考え方です。

専門看護師 これだけ長く外来で経過を過ごせたのは、主治医の働きかけによるものだと思います。入院を勧めても家族が「まだやれる」と思えたのは、説明や指導が的確で具体的な対応として的を射ていたからでしょう。でもさすがに「もう死ぬ」という発言があった頃には、本人自身に限界が近づいていたのでしょうね。レビー小体型認知症の人には実際に自死される方もおられ、そうした苦しみをどう支えるかが課題だと思います。また、家族がどうして精神症状を理由に入院することをよしとしなかったのか、その事情を聞いてみたいです。

司会 まださまざまな選択肢がある状況で、もしかすると家族が大事にしたいことが本人の苦痛につながっていたり、長期的にみた場合に困難な状況を生み出していることが、往々にしてあるかと思います。それを回避するため

に主治医や看護師、ケアマネジャーなどが先を見越した提案をするのは大事ですが難しいことです。今が大変なのに将来のことを考えることはなかなかできませんので。

ケアマネジャー　先々のことを強調しすぎて脅かしのように聞こえてはいけないけれど、いつか訪れるであろう症状についてはやはりきちんと伝える必要があります。どういったときに入院せねばならない状態だと言えるのか、家族には冷静に判断できないさまざまな気持ちや葛藤があると思いながら、言葉を選んで伝えるようにします。そのためには、やはり日頃の家族とのかかわりで気持ちを知り、その変化を敏感に察知する必要があります。「あのときはこう言っていたけれど、今は違うかも」ということもありますから。

老年内科医　外来でも必ず今後の説明のために時間を割いて家族と話をします。幻覚が減ってきたり睡眠がとれるようになり落ち着いたときにも、時間はかかるけれどタイミングを見計らい説明を継続していきます。看取りのことも、私はMMSEが20点以上あるような段階でも相談するようにしています。あくまでその時点の考えでよいことや、経済的な理由からずっと家で看続けなければと考える必要はないとも伝えます。
　こうした話を最初に切り出す役割は、医師がもつといいかもしれません。「どこで死ぬか」というデリケートな話ですから、相手によっては大事なこととわかりながら考えないようにしてしまう場合もあるかもしれません。そうしたときに看護師がサポートするという流れがあってもよいですね。

認定看護師A　主治医の説明に対し家族がどのように感じたかを必ず聞くようにしていますが、その解釈により対応が変わります。たとえば悲観的に受け止められている場合には、よい状態ができる限り続くようにさまざまなサービスの利用を一緒に考えていきましょうと告げます。逆に楽観的な方には、その段階ではむやみに否定することは避けつつ、様子を見ながらかかわるようにしています。同時に、本人だけでなく介護者である配偶者や子ども自身の心身を気遣うようにしています。

認定看護師B　認知症のさまざまな原因疾患ごとにわかりやすく解説した冊子を渡し、「後でよいので、ゆっくり目を通してくださいね」とお伝えしています。そこには今後生じる症状なども記載されているので、口頭で伝える以外にもそうした資料を活用して、次に会う際に読まれたかどうか確認しています。

司会　入院を勧めるならば、そこでのケアがちゃんとできているかがとても重要です。たとえば「精神科に入ったら、もう帰ってこられなくなるんじゃないか」と思う人もたくさんいますので、病院の中でどのような治療やケアが行われ、患者がどのようにそこで過ごすのかを、安心できるように説明する必要があるでしょう。

ディスカッションから見えたこと。

● レビー小体型認知症では、薬剤の効果と副作用がトレードオフの関係となるため、支援体制は介護者を含めた多職種での連携が重要となる。

● 病気が進行するとどうなるのかを伝えることは重要だが、恐怖を煽る可能性もある。日頃のかかわりから、本人や家族の気持ちの変化をとらえる必要がある。

● 家族にはまず、今の病状をどう受け止めているかを聞くところから始める。本人だけでなく介護者の心身も気遣いながらかかわることが重要である。

● 家族が安心できるように、選択した治療の経過や、病院や施設での生活がどのようなものであるかを説明する必要がある。

病気が進行するなかで、妻との間に「夫婦としての隔たり」ができてしまった。

ポイント

● 徐々にできないことを自覚していくなかで低下する自尊心への対応。
● 精神科病院への入院をどう考えるか。
● 結果として 16 年の経過をたどってきたことの意味をどう考えるか。

本人と家族について

本人（D さん）は 70 歳男性である。54 歳のときアルツハイマー型認知症を発症した／主介護者は妻で息子と娘がいる／税理士事務所を経営しており、趣味は体を動かすことや登山である。1 日の喫煙 30 本、大腸ポリープ、内痔核、前立腺肥大がある。

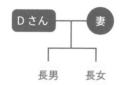

経 過 （年齢と本人の状況）

54 歳	仕事のミスやもの忘れが目立つようになり、そのことから抑うつ的になった。
55 歳	軽度認知症レベルのため大学病院精神科を紹介され、詳細な検査を実施し若年性アルツハイマー型認知症と診断された（MMSE30/30、PCPM 34/36、ADAS9.3/70）。仕事は娘がカバーしていた。徐々に進行していたが妻が献身的に介護していた。本人は「自分の自尊心をどうしたらいいのか」と日記に書いていた。外来作業療法グループ活動に参加し、穏やかに楽しく過ごしていた。
61 歳 (7月)	MMSE8/30 で、デイサービスやショートステイを利用しながら在宅生活を続けていたが、物を投げたり混乱や徘徊が増え在宅生活が困難となり、妻はためらったが子どもたちが強く勧め、薬物療法の目的で認知症治療病棟に入院した。妻は夫の症状や体重減少を気にかけ、入院中は 3 日と空けず面会し、弁当などを 15 時に摂取できるよう持参していた。妻がいないときは、スタッフがおにぎり 2 個を購入し提供していた。
61 歳 (11月)	施設の利用中に下血がみられ、外科を受診したところ、内痔核と大腸ポリープが見つかった。
61 歳 (1月)	退院した。

61 歳 (4月)	精神症状の悪化のため再入院した。当初は徘徊量が多く、体重減少対策として補食を摂っていた。入院5日後に内痔核の手術、20日後に大腸内視鏡検査を実施した。術後に自発性の低下から仙骨部にⅠ度の褥瘡が出現し、皮膚科を受診した。作業療法士が介入した。
62 歳 (9月)	特別養護老人ホームに入所

ディスカッション

専門医　Dさんは通院を始めて3年あまりは一人で来院されていました。初診時は検査上ほぼ満点の評価でしたが、画像診断で脳の萎縮がかなり進行し、脳血流SPECTでの頭頂葉の脳血流低下も目立ったため大学病院を紹介しました。若年性アルツハイマー病の進行としては、すごく早いわけではありませんでした。

司会　55〜61歳の間に徐々に悪化していったということですね。どのような経緯で受け入れたのでしょう。

専門医　税理士だったため、年末やお盆になるとお歳暮やお中元がよく届いていたのですが、あるときパタッと来なくなったそうです。不思議に思っていた家族の耳にもやがて仕事先からの苦情が入るようになり、病気を疑い始めました。

司会　本人にはそうした出来事で自尊心を傷つけられ、長い期間苦しみながら過ごされたのでしょう。妻は後から振り返り、「もし子どもが言ってくれなければずっと自宅で自分が看ていた。きっとお互いしんどい思いをしただろう」と語っています。また、「本人の精神的苦痛を理解できても何もできないことがすごくつらかった」とも話していました。病気が進行するにつれ、夫との間に心の隔たりが徐々にできていったのが後でわかったそうです。

認定看護師A　それはどのような「隔たり」だったのでしょう。

司会　夫が子どものようになるときがあり、夫婦としての役割が果たせないことや妻としての自分が承認されないことに苛立ちのようなものがあったそうです。常に子ども的な振る舞いばかりしているわけでなく、平常なときもあるため、その差異に翻弄され夫を病人として認めることができていなかったのだと。世話をしながら絶対に口にはしなかったけれど「どうしてこんな

ともできないの！」という気持ちが相手に伝わってしまっていたのではないかとも感じていて、互いの気持ちが「川のこちら側と向こう側」にあるくらい距離ができていた、と語っていました。

　たとえば、Dさんは入院しておむつを着用するようになりましたが、家にいてもいつかそうなっていたでしょう。妻にはその「避けられなかった橋を渡る」ことを自宅ではできなかったのです。Dさんのことをあくまで夫として世話してきたのだけど、その相手にとっても同様に自分が「妻」であるかどうかをもう知る由もない。そんな関係になってしまっていたことを、当時の妻は認めることができなかったのですね。

専門医　若年性認知症の人で長い期間一人で通院されるケースはそんなにありません。Dさんの場合、初診時は妻も同行されましたが、それ以降は数年にわたり常に本人だけで来院されていました。そうした状況を踏まえて診察時にどのようなことを本人から聞き出せていればよかったのかなと、今振り返りながらそう思います。自分から困りごとや不安を語る人でもなく、家族として気づいたことなどは妻からのメモを受け取るかたちでしたので、見えない背景にあることをどのように話題にしていけばよかったのか。

認定看護師B　病識が薄れつつ通院されていたということは、自身に何らかの心配があったからですね。一方で、妻が夫の病気を受け入れていたかどうかは、今もまだ不透明な気がします。お二人それぞれのお話を聞いてみなければいけませんね。

認定看護師A　私もそう思います。配偶者を前に自分の気持ちはなかなか表現できないものです。本人が診察で語ることと妻のメモに書かれていることの間にギャップも見られたのではないでしょうか。むしろその違いから状況を把握しやすかったかもしれません。

司会　両方の立場をできる限り尊重していくためには、当初からちょっとした対応を積み重ねていくことが大切ですね。家族はとくに、後になって「あのときにこうしておけばよかった」と悔やまれることが多いので。

認定看護師A　看護外来では、本人が配偶者に語ったことのない気持ちを表出された場合に、その内容をあえてその家族に伝えることもあります。そうすることで、配偶者に伝えにくかった感謝の気持ちや、見かけ以上の本人の苦しみなどを理解していただけると思っています。

司会　それまでの二人の関係や、症状によるコミュニケーションの障害もあり、互いが抱えている状況を深く理解し合うことは難しいなと思います。専門職がその仲介者としての一端を担える可能性は高いですね。

専門看護師　おそらく妻の中には心理的な葛藤がずっと継続していて、自分が退職するまで一緒に通院に来れなかったとありますが、それは仕事が休めなかったりという理由なのか、それとも夫の病気を受け入れたくないような気持ちが原因だったのか。若年性認知症の場合は、とくに初期からそうした両方の気持ちを支えていけるような体制づくりが必要かもしれません。

司会　こうしたケースで介護保険を利用していくにあたり、ケアプランを立てるうえで気をつけていることはあるでしょうか。

ケアマネジャー　Dさんはデイサービスとショートステイを利用できたことがよかったですね。若年だと多くの場合「自分がどうしてそんなところへ通わなければいけないのか」という葛藤がまず生じます。それを真正面から説得することは本当に困難です。私も今同様のケースにかかわっており、二人同時にお話を聞くと互いへの躊躇から話が進まないのですが、個別に気持ちを尋ねることで対応の糸口をつかむようにしています。またその際に、介護保険の内容と本人への必要性をしっかり理解してもらう必要があります。そうでなければ、家族への負担が結局増えるだけになってしまう場合もあるからです。
　デイサービスなどの受け入れが難しい場合は、自宅でヘルパーや訪問看護師が介入する機会が増えますが、たとえばヘルパーは介護保険の制度上、家族が同居していると生活援助や身体的な援助が利用できないという制約があります。しかし看護師なら医療的な視点から身体の状態にもしっかりとかかわれるし、家族の不安もじっくり傾聴できます。そうして日々の状況を把握しながら、デイサービスに行くタイミングや、低下した生活機能への介入提案などのアドバイスをケアマネジャーが得ることで、今後のサービスにつないでいけます。

司会　追い詰められている家族の負担を在宅サービスで少しでも緩和しようと働きかけるためには、現状では支援に入るそれぞれの専門職の気持ちだけに頼らざるをえない状況なので、もうすこし仕組みとして整う必要があると思います。ただDさんの妻にとっては、限界を感じて選択した精神科病院への入院が非常にありがたいものになりました。先ほど述べたように、夫との

関係が変化していくことを、それによって自覚できたからですね。

認知症ケア専門士　若年性認知症の方の場合は、たとえば「この患者さん、私と同い年なんだ……。これまでどんな人生を歩んでこられたんだろう」と共感を抱きながらケアをしています。進行性の病気のため、そのうちに下着が布パンツから紙パンツとなり、やがておむつに変わっていきます。そのとき本人の自尊心を思い「おむつ」という言葉を安易に使わずに、何を着用しようと「下着」として通すように心がけています。つまり、病状の進んだ患者ではなく、いつでもその人自身としてかかわることを忘れてはいけないと思います。

司会　本人の自尊心を大切にしたケアができているかどうかは、本当に私たちが一度振り返ってみなければいけないことですね。食事や排泄の介助にしても、「きっと本人はいやだろうな、恥ずかしいだろうな」と感じているだろうと実感しながらかかわらなければいけませんね。

認定看護師B　人はさり気ない一言だけで、ものすごくつらい思いをすることもあるため、他人の自尊心を尊重するというのは単純じゃないですよね。そんなふうに考えすぎてしまい、相手に話しかける言葉数が減って困ることもあります。たとえばDさんの場合も、妻から預かってきたメモを主治医に渡す前に、この人はそれを見ていたんだろうか。内容を知っていてもいなくても、それを医師に見られるのはどんな気持ちだったのだろうか……とすごく考え込んでしまいます。自尊心って何なんだろうと。

専門看護師　そのように共感をもちながら患者と向き合いましょう、と言うと、とくに2〜3年目の若い看護師だと「業務に追われて忙しい」と言いがちです。でもそんなときは「自分たちは"看護"をさせていただいているのだから、患者や家族が何を思っているのかに寄り添わなければ、私たちがしていることの意味がなくなってしまうんじゃない？」と伝えるようにしています。でも、そんな若いナースたちにも感じているものはあるんです。言葉にしていないだけで、実はあのときこんなことを思っていたかもしれない、患者さんは実はこう感じていたかもしれないって。そうした倫理的な気づきやこだわりを発言しやすい環境づくりが、非常に重要だと思っています。

認定看護師A　看護師が患者の「自尊心」と向き合ううえで大事なのは、できることを承認し、できないことに手を差し伸べることかなと思います。た

だ、本人には自分ができないことの表明が必ずしも容易ではないことから、私たちにそれをキャッチするアンテナが必要ですね。まずは相手をよく観察し、次に声をかけ、行動を促し、できること・できないことを見極め、そこに手を貸し支える。そのためには先入観を捨てなければいけません。たとえば車椅子に乗っていれば歩けないと思い込んだり、ベッドに寝たままだから自身では身動きが取れないと決めつけ全面介助にするとか。いかにありのままの姿をとらえられるかで、その人のもつ可能性や困難を適切に理解できるかが変わってくるように思います。

　Dさんは日記に「自分の自尊心をどうしたらいいのか」と書いていましたが、この言葉のもつ意味は非常に重いです。もしかすると周りから「この人は何もかもできない」と言われ続け、でも自身では「これはできるんだけどな」と感じていたこともあったのかもしれないのです。

司会　具体的なアセスメントの重要性を痛感します。それを前提にして、もしできることがあったときに本人の自信へつながるよう還元できる支援があればしっかりと行う必要があるし、反対に病気が進行するなかでどうしても解決できないことが生じた場合、そのときこそ私たちの技量が試されます。たとえ対処や改善が不可能でも、その困難を誠実に受け止めてもらっていると感じられるように相手の話をきくことができるか。これは家族との関係も絡んできて本当に難しいけれど、私たち専門職が必ずやらなければいけないことです。

ディスカッション**から見えたこと。**

● できないことが増えるにつれ本人の自尊心も低下する。家族にはその苦悩を表出しにくく互いの思いのずれが生じやすい。

● 家族に直接言えなかった気持ちを聞いた支援者が、介護者にあえて伝えることで、当人たちが思いを共有できる場合がある。

● 若年性認知症ではとくに、家族にも疾患を受け入れることが難しいため、初期から両者の気持ちを支えていくことが重要である。

● 入院によって本人と介護者が距離を置くことで、専門職が仲介役を担い家族間の関係性を自覚し、見直すきっかけにもなる。

● 看護師は認知症のある人と先入観なくかかわり、今後の可能性や困難を適切に理解することが重要である。

現実を直視できない妻に寄り添い、職場との調整や社会資源の活用を支援した。

ポイント

- ● 妻にのしかかった大きな負担にどう対処するか。
- ● さまざまな経済的支援をどのように模索するか。
- ● 家族全体のQOLを見据えた早期からのサービスの必要性。
- ● 徐々に生活機能が低下する本人を目の当たりにする子どものフォロー。

本人と家族について

本人（Eさん）は58歳男性で、48歳のとき若年性アルツハイマー型認知症を発症した／主介護者は妻で、長男と長女の4人暮らし／大学卒業後、大手物流会社に就職。病気になる前の性格は几帳面で時間にきっちりとしていた。若い頃より多飲酒で、缶ビール500mLを2本とウイスキー5〜6杯を毎日飲んでいた。喫煙歴はない。22歳時に突発性血小板減少症、42歳時に脳出血を発症するが後遺症はなし。

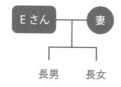

経過

	本人の状況と診察内容	妻のようすとケア支援
42歳	脳出血を発症。麻痺はなく日常生活に問題はなかった。かかりつけ医で処方された。	
47歳	数年前より「仕事がしんどい」と言って嫌がる発言がみられた。	
48歳（1月）	配送業務から事務職に仕事内容が変更になり、勤務地が変わった。飲酒後自宅に戻れなくなったり、通勤経路の認識が曖昧になり、到着まで3時間以上を要し、次第に会社にたどり着けなくなった。	
48歳（8月）	地図を読み間違えたり、地名を勘違いしたり、ディズニーランドで迷子になった。同じことを何度も尋ねて	

	怒りっぽくなった。かかりつけ医に相談したところ、MRIで脳萎縮が指摘され精査を勧められた。	
48歳（9月）	毎日ビール500mLを2本飲酒していた。	妻が地域包括支援センターに病気と経済的不安を相談した。アルコールにより記憶の混乱が増悪すると考え、禁酒を勧めた。ケアマネジャーが認知症疾患センター紹介した。自治体の障害者就業・生活支援センターおよび職場の産業医・人事担当と今後の面談が可能と提案した。
48歳（10月）	急性期病院を受診し 若年性アルツハイマー型認知症と診断された。ドネペジル5mgが処方され、治療法はないと言われた。	
48歳（11月）	仕事で使うPCのパスワードを忘れたり、書類の間違いが多くなり、簡単な仕事のみ任されるようになった。パジャマの上からスーツを着る、人や物の名前が言葉に出ない、道に迷う、車の傷が増えるなどがみられた。	子どもから「何度も同じことを言う」と指摘された。妻は認知症のことを本人や母親・妹に相談できず一人で悩んでいた。ただ、本人が大変な努力をしていることは感じていた。地域包括支援センターにて主任ケアマネジャー・社会福祉士と面談した。
48歳（1月）	総務課に異動したが、実質仕事はしていなかった。薬の管理が困難になっていた。急性期病院よりかかりつけ医への転医を勧められた。	薬の一包化を相談するが、応じてもらえる雰囲気ではなかった。
49歳（3月）	認知症疾患医療センターに受診した。MRIで左基底核に陳旧性脳血管障害、両側大脳白質に広範囲に虚血変化、頭頂葉の萎縮がやや目立ちADの可能性が指摘された。MMSE：23/30（遅延再生0/3、シリアルセブン1/5）。若年性アルツハイマー型認知症、脳血管障害、アルコール関連認知症と診断された。	自立支援医療制度を申請した。
49歳（5月）	アミロイドPETで陽性となり、主治医より若年性アルツハイマー型認知症の確定診断結果が本人・家族に告知された。会社に病名説明するよう伝えられた。	
49歳（7月）	簡単なPC入力の仕事をしていた。会社に診断書を提出し、認知機能状態に合わせた仕事の優遇について依頼した。	
50歳（9-3月）	バス旅行でトイレから車両に戻れなくなった。駅の改札で定期券カー	長女（9歳）に病名を伝えた。

	ドを通しにくくなった。主治医が車の運転をやめるように勧め、改札の件は妻から駅員への説明を促した。	
50歳(4月)	妻と結婚していることや、新しい場所がわからなくなるなどの見当識障害が現れた。MRIで右被殻に陳旧性微笑脳血管障害認めた。MMSE:16/30。薬剤をドネペジルからガランタミン8mgに変更した。	
50歳(6月)	会社では仕事が全く行えていないが、本人はできていると思っており、働き続けたいと考えていた。昼休みに散歩に出かけ遅れて帰ってきた。メマンチンの処方を開始し、会社の上司と面談を行った。	会社から傷病手当と退職金の説明を受けた。
50歳(12月)	仕事を休職した。ほとんど職務が行えていないが、本人はまだ働けると思っていた。	傷病手当の受給が開始された。
50歳(1月)	仕事に行かなくなったことで精神的に落ち着いているが、ぼんやりと日々を過ごしていた。	要介護1。就労支援B型作業所で畑の作業をしていた。障害者手帳を申請した。
52歳(6月)	作業所に行くことを嫌がっていたが、それでも毎日通っていた。風呂掃除や洗濯の取り込みなど家事を手伝っていた。MMSE 16/30。	生命保険会社に高度障害申請をするが、ローン免除とならなかった。
52歳(12月)	作業所から抜け出して自宅に帰ってきた。夕方に自宅から外へ出ようとした。入浴の行為に一つずつ声掛け指示が必要になった。発語量が減った。主治医より土曜日にショートステイが利用できるデイサービスを勧められた。	
52歳(7月)	ぎっくり腰になった。排便を失敗した。自宅からいなくなった。MMSE13→4。主治医から安心サポートの登録を勧められた。	言葉が伝わらず、家族が理解に困った。中2の長女が反抗期のため本人の変化を受け入れられなかった。要介護1で作業所での就労を継続していた。
52歳(11月)	体は動くが言葉が出てこなかった。声かけに笑顔があり握手を求めた。音楽を聴いてリズムをとることができた。自宅での入浴が困難となった。洗濯機と洗面所に硬い便が置いてあった。カプセルの服用が困難なため散剤に変更した。	グループホームを探したが、きちんとケアされず放置されそうで不安だったため、ショートステイで頑張ることにした。妻の介護負担が強かった。介護支援、サービス調整で看護外来を開始した。
53歳(4月)	自宅での入浴サービスの実施が困難になった。主治医より作業所からデ	子どもが父の病状を受け止められず、妻の困難が大きかった。妻が作

	イサービスへの移行を勧められた。子どもへの病状説明を検討した。	業所を希望した。金銭不安が強いため施設への入所は考えられなかった。作業所を週に3回、デイサービスを2回利用していた。高度障害住宅ローン免除を申請した。
53歳（6月）	言葉の指示が理解できにくくなり、作業所に適応できなくなっていた。介護サービスへの移行が望ましいと考えられた。	妻に制度の理解が不足していた。ケアマネジャーのことを「親身さに欠ける」と、不満に感じていた。看護外来で模倣と指差し、色のアクセントを利用したサポート方法を助言した。1泊のデイサービスを利用した。
53歳（8月）		介護度3。思春期の娘の母親と認知症の夫を支える妻としての板挟みで妻の疲弊が強く体調を崩した。在宅介護に限界を感じ、グループホームへの入所を真剣に考え始めた。グループホームの事業所リストを渡した（月額費用は15万円程度）。
53歳（9月）	食事は丼形式にするが、ご飯を口にせずおかずのみを食べた。	グループホームと小規模多機能型居宅介護を検討していた。妻は作業所の継続を希望した。新設された小規模多機能型居宅介護のデイサービスとショートステイを利用することになった。年金受給が決定していたが、3級であることに妻は納得ができず不服申し立てを行った。
53歳（12月）	自宅のトイレの場所を忘れた。	小規模多機能型居宅介護でのデイサービスを週に4回利用（うち泊り2回）、作業所へ3回通った。特別障害者手当を再申請した。
53歳（2月）	作業所で排泄の失敗があった。ショートステイの利用中は個別対応のため表情がよく排尿の失敗はなかった。作業所から来所を断られた。主治医は妻に対し、作業所の説明を聞いて状況を納得することを勧めた。	妻は仕事につくことを検討し始め、パソコン講習を受講していた。生活支援の作業所を検討した。小規模多機能のショートステイを利用した。
54歳（6月）	オムツ内に排泄することが増えた。体格は大きいが高齢食のため体重減少があった。	子どもが発達障害とわかった。妻は勉強を続けていた。ショートステイの利用により介護負担が緩和され、生活や子どもの受験、家のローンなどについて冷静に考えられるようになっていた。在宅介護は限界であり、小規模多機能型居宅介護では経済的に負担が大きかった。本人の外出頻度が減ったことや空腹による易怒性から食事量を増やすよう看護外来で

		指導した。住宅ローン免除の診断書を提出した。長期を見据えて特別養護老人ホームへの入所を検討した。
54歳(7月)	グループホームではぼーっとしていることが多く夜間不眠がみられた。スキンシップのつもりで他の利用者の体に触れるが、力加減がわからなかった。不機嫌になることが増え、他の家族を突き飛ばすことがあった。処方薬剤のガランタミンを中止し、リスペリドン0.5mgを開始した。主治医は妻に必要時の入院に備えて事前に認知症治療病棟の見学を勧め、実施した。	妻は本人が他人に怪我をさせないか心配だった。入院させることは受け止められない様子だった。散歩などの外出支援のためにガイドヘルパーを最大限に利用した。
54歳(9月)	前屈姿勢で動作が緩慢となり、食事は嚥下に時間を要するようになったが、むせることはなかった。外出時は車いすを使用した。主治医より今後病状が進行し食べられなくなった場合にどうしてくか説明があった。	妻は悪化した病状説明を聞きショックを受け泣いていた。原因がショートステイの利用や薬の追加ではないかと疑い、受け止めることができていなかった。
54歳(9月)	会社を退職した。	自立支援医療で窓口支払いがないため、支えられていると思うようになった。
54歳(11月)	オムツの異食があった。夜間不眠がみられ、他の利用者を小突いた。前屈姿勢で転倒があった。主治医は施設で過ごすのはぎりぎりの状態だと判断し、特養の選定を勧めた。睡眠前のベルソムラを処方した。	住宅ローンが免除になった。妻の表情が明るかった。
54歳(12月)	リスペリドンを毎日使用した。入眠が困難で、頸部前屈姿勢で座位時に体勢が崩れた。ベルソムラの服用を早めた。	転倒リスクがあり、ヘッドギア着用に備えてニット帽の着用に慣れてもらうようにした。
54歳(1月)	入眠までに2時間を要するが、夜間に眠れるようになった。日中に傾眠があった。機嫌はよく他者に手を出すことはあるがトラブルはなかった。主治医は妻に特別養護老人ホームを探すことを勧めた。	ガイドヘルパーとの散歩を継続した。病気の進行に伴い、家族と触れ合う時間は限られたが、施設入所で時折面会するかたちをとることで家族関係は良好だったと推察された。妻の特別養護老人ホーム探しは進まなかった。
55歳(3月)	夜間はよく眠れたが日中に傾眠がみられた。手掴みでものを食べた。	妻は仕事が多忙で面会頻度が減っていた。
55歳(5月)	夜間の覚醒がみられ他室に行くことがあった。座位姿勢が崩れて背中に擦過傷がみられた。日中の傾眠が	妻は特別養護老人ホーム探しをしていなかった。入所すると認知症が進行するのではと不安を感じていた。

	あるためガイドヘルパーをうまく活用できていなかった。ロゼレムを処方した。	
55歳（7月）	入眠はできていた。落ち着きに欠け椅子に座っていられなかった。手を強く握ったり腹部を拳骨で叩く行為がみられた。リスペリドンの処方を毎日に変更した。	特別養護老人ホームを1カ所申し込んだ。
55歳（8月）	グループホームに入所し、落ち着いていた。家族は定期的な面会を行っていた。	グループホームでは暇そうなので作業所の利用を希望した。主治医の勧めで見学を行ったところ、段差での転倒リスクが考えられ断念した。
55歳（11月）	グループホームに馴染んでおり、他の入所者とのトラブルはなかった。主治医はリスペリドンの服用をできる限り隔日に減量するよう指示した。	スタッフとのコミュニケーションが図れ、妻の表情がよかった。グループホームが妻にとって安心できる場所となっていたため、看護外来の定期利用を終了した。
56歳（9月）	脱水のため体をそらすようになり、姿勢保持障害が出現した。肺雑音が指摘されており、誤嚥性肺炎のリスクが高まった。	
56歳（12月）	時折転倒があり、脳CTにて軽度の硬膜下血腫が認められた。主治医は保護帽の着用を勧めた。	
57歳（7月）	帯状疱疹を発症した。歩行時にふらつきが強く、水分と唾液でむせることが増えた。リスペリドンを隔日に減量した。	
57歳（10月）	むせることが続いており、リスペリドンの減量で改善していない。本人の表情が険しくなった。主治医は妻に、人生の最終章に向けて生じる嚥下機能低下を踏まえた胃ろう造設についての情報を提供した。	医師からの説明を受けた妻は、進行期に対する実感がなく関心を示さなかった。そこで看護外来にて家族間で話し合うよう助言を行った。施設には家族の意向に沿う看取りを依頼した。
57歳（11月）	尖足歩行により、歩くことがおぼつかなかった。水分にとろみをつけることでむせることはなくなった。	
58歳（7月）	リスペリドンの中止でも易怒性は認められなかった。むせることが目立ち、驚いた時に眼振がみられた。血尿があり、慢性膀胱炎の急性増悪と診断。造影CTで腫瘍は認められなかった。	
現在	グループホームに入所中である。	

専門医　Eさんは48歳のとき、すでに急性期病院にて若年性のアルツハイマー型認知症の診断を受けたうえで当院を受診されてきました。紹介状を見るとかなりきちんと説明を受けていたはずですが、本人にその自覚はなく、妻も夫が認知症であることに半信半疑でした。混乱のなかですべてのことが不満の矛先になっており、直面する困難に対しさまざまなサポートがあったはずにもかかわらず、「何も聞いていない」「何もしてくれない」という認識からくる不信感を強くもたれていました。そこからのスタートだったので、私たちにも苦労がありました。

　診断においても、MRI画像を見るとアルツハイマー病であることは間違いないのですが、その説明だけではなかなか前へ進めない状況でした。そこであえて研究機関でアミロイドPETを実施して、本当の意味で確定診断をすることで、まずは本人と妻そして私たちの足並みを揃えようと考えました（49歳時）。こうした経緯をもつ方はEさん以外にも少なからずおられますが、早期診断を行いつつ本人と家族がきちんと病気について納得できたうえで治療や支援をスタートできるかどうかは、実はとても難しい問題なのです。

　Eさんの場合は、このあと相談員や外来看護師が本人と妻の理解を得ようと努力を重ねてくれましたが、それでもこちらの提案をなかなか受け止めていただけない状況が続きました。

司会　よくみられる事態ですね。医師がどれほど説明をしても、本人や家族にはきちんと伝わっていない。もしくは現実を認めることができないのかもしれません。

認定看護師A　外来でも「認知症」と告知されたときには「なんか、もの忘れがあるんだな……」くらいの実感しかもてない方が多くおられます。疾患の知識自体は概ね理解できても、それが自身や家族の現実と一致しないようです。認めたくない気持ちや「まさか」という疑いなどが混ざり合っているようです。

司会　妻は認知症関連のイベントなど、さまざまな活動に参加して勉強を重ねていたようです。それでも家族の立場からすれば、起きている事態に自身が希望するような解釈を与えがちです。こうした気持ちを踏まえたうえで理解を促していくのは本当に難しいことですね。

認定看護師A　家族会でも、とくに女性の場合には「うちの夫が誰よりも一番大変だ」と感じていて、とにかく話を聞いてほしいという人が多くおられます。「こんなことがある」「あんなことがあった」と止めどなく出てくる言葉を、まずはとにかく話させてあげなければ気持ちが落ち着きません。たとえその場で解決が難しくても、自分の子どもにも、親にも兄弟にも、友人にも言えない苦悩を言葉にして出せる場所が必要なのです。

認定看護師B　経済的な不安、日々の生活や子どもたちの今後などが頭の中に押し寄せ、もう自分の聞きたいことしか耳に入らない状態だったのかもしれません。そうした状況で大切なことを理解していただくには、日を変えて同じことを繰り返し伝え続けていく必要があります。それでも会話のなかでさまざまなところに話が飛んだりするため、とても難しいです。本人よりもつい介護者に都合のいい受け止め方をされてしまう場合があるので、使う言葉も慎重に選ばなければなりません。

ケアマネジャー　在宅生活の視点から言えば、Eさんはまず障害者支援を受け、後に介護保険へ移行されていますが、やはり看護師が介入し妻の話の聴き手になってもらう必要があっただろうと思います。というのは、さまざまな介護サービスを導入する際に、どうしても家族の都合を優先してしまいがちなのです。それに対し看護師が身体面も含めた本人の状態を適正にアセスメントすることで、必要なタイミングに必要なサービスを提案できます。

専門看護師　まず妻に相談できる人がいない状況を解消する必要がありそうですね。独りでずっと混乱したままでは、自身だけの解釈にすがるしかありません。また、さまざまな決断や決定を私たちが承認していく必要があるでしょう。「あのように決められたことは、本当に素晴らしい判断でした。そのおかげで、ご本人はいまこのように過ごすことができています」と伝えながら、その過程でどのような対処や苦労があったかを聞く機会をつかんでいけるはずです。
　また、患者を支える医療チームとして、私たちがEさんに今どのような目標設定をし介入しているかも説明する必要があります。ただし、あまり長期的なことを伝えてもおそらく受け止めきれないため、現在の身近なアプローチの見通しについて、さまざまな職種が同じ内容を繰り返し説明していくといいでしょう。またそこで得られた反応をチーム全体で共有していくことも重要です。そうしたきめ細かな介入を実施しなければ、こうしたケースへの対応はとても困難だと思います。

さらに、もう一つ気になったことは、妻自身の生活歴ですね。これまでどのような環境で育ってきた方なのか。やはり家族に対しても、私たちは一人の人としての理解を深めていく必要があります。

司会　一人で頑張っていた妻としては、意図せずに自分自身の枠組みでしか物事をとらえられなくなっていたのでしょうね。さまざまなサポートを行ってはいても、妻のそうした気持ちに寄り添うような存在が彼女のそばについていたのか。あるいは妻自身がそうした支援者にうまく頼れなかったのか。
　ともかく、若年性認知症の場合はまず経済的困難への支援が介護者自身のQOLを考えるうえでも非常に重要です。これにはどのようなタイミングでサポートに入ることが望ましいでしょうか。

専門医　先ほど言及があったように、家族が自身に降りかかっている困難こそが一番大変だと思うのは、誰もが初めての経験だから当然です。また、Eさんの場合は生活水準が高い家庭でもあったことから、その落差が妻にはとくにつらい状況だったとも推察されます。
　そのうえでこのケースを振り返ると、実はEさんは日本の制度上で使えるものをすべてタイムリーかつスムーズに活用してこられたのです。職場の協力も手厚く、ジョブコーチがついてそれも難しくなると居場所だけでも確保され、傷病手当や退職金、その後の保険の継続など最後までさまざまな配慮をされました。それは担当した相談員（精神保健福祉士）が初診から絶えず並走し続け、外来看護師が妻から聴き取ったことや気づいたこと、感じたことをきめ細かく相談員に伝えてきた連携の成果でもあるのです。
　ただ、こうした理想的な支援を一般の医療機関で実現することはなかなか難しいでしょう。というのも、就労期に発症された若年性認知症の人は病気の進行に伴いどこかで仕事を辞めざるをえず、さまざまに用意されている制度を利用しなければなりません。しかし、こうした制度の存在や適用範囲などをすべての医師が知っているとは限りません。むしろ家族に言われ初めて気づく医師もいるでしょう。これからの課題として、たとえば地域の精神科医がそうした知識をアドバイスできる存在としての役割を担っていく必要があるかもしれません。

司会　医師だけでなく看護師もそうした知識をもつ人は少ないと思います。家族と話すなかで、思いがけずその家庭の経済事情を知ってしまっても、それをどこに相談すればいいかすらわからない場合も多いでしょう。

専門看護師　看護師はそこまでの介入を行わず、まるごと相談員にお願いすることがほとんどですね。どの施設でもそんなときに頼りになるメディカルソーシャルワーカー（MSW）の存在が非常に重要です。なかでも精神保健福祉士（PSW / MHSW）の資格をもった MSW がいちばん認知症のことを理解して解決してくれますね。

司会　看護師としてはこうした経済的課題そのものを直接支援できなくても、どこにつなげれば適切に解決されるかを知っておき、普段から密なチームづくりをしていかなければなりません。

　またEさんの場合、経済的な理由で妻が仕事に就くことになりましたが、そうなると働いている間の介護をどうするかという問題が生じます。そこで当初はグループホームを検討しつつ、妻の意向で作業所通いを継続しました。終末期のことを考えれば特別養護老人ホームが望ましいのでは、とも思えますが。

ケアマネジャー　グループホームは日中に少人数の利用者に個別の対応をしつつ、全体でのレクリエーションも行える場所ですが、特別養護老人ホーム（特養）はそうした側面が少ない場所です。また両者では費用負担が大きく違ってくるため、Eさんの場合は経済的な面でやはり特養がよいでしょう。最近は施設数も増えてきており、予約が前倒しとなり順番が早まることも以前よりは期待できると思います。

司会　他の事例でも、前頭側頭型認知症の父をもつ子どもへの説明について議論しましたが、とくに思春期だと現実を受け止めきれないことも多くあるでしょう。そのため、きちんと説明をした後のフォローをどうしていくかが非常に重要です。Eさんの子どもにはスタッフが直接かかわる場面はなかったようですが、その子が母親から父の病気のことをどう聞かされ、どう受け止めているかは知っておく必要があるでしょう。

認知症ケア専門士　入院している場合であれば、本人と子どもとの接点は面会です。その際に子どもが病状やこの先について知ることはとても大切です。限られた時間を自分にとって後悔ないものにできるかどうかにかかわってくるからです。周囲で見守る家族やスタッフも「この子は父のことを知ったうえで来ているんだ」と承知していれば、面会の場所や時間のつくりかたに配慮ができ、悔いのないようにしてあげやすくなるし、そうしてあげようという気持ちもより強くなります。

司会　説明の有無によって、子ども本人だけでなく支えるスタッフのかかわり方も変わってくるのですね。ただ、このケースのように在宅療養の場合、病院では外来でしか家族には会えません。そのため実際には母親から間接的に説明を受けることになり、もし子ども自身がそこで聞いたことに疑問や不安が生じたとき、専門職に率直に質問したり相談できる体制が必要です。

　毎日寝食をともにしている親の生活が徐々に崩れていくことを目の当たりにする、たとえば便失禁している状況を目にしたショックは計り知れないでしょう。そんな様子を子どもに見せるのは本人にもつらいことです。家庭のプライバシーをすべて暴くように可視化することには慎重であらねばなりませんが、病気が生活に入り込まざるをえないなかでは、やはり医療的な知識をもつ専門家のサポーターが必要です。

専門看護師　この先を見通しケアしていくことが重要ですね。子どもの成長発達にも目を向けながら、どの時期にどう説明すれば理解を得られるかや、親がどのような思いを抱きながら子育てしているのかを踏まえ、かかわる必要があります。もちろん医療知識をもつ職種も重要ですが、ケアするチーム全体で偏りのない接し方をすることが何より大事です。

　また、Eさんの家庭の場合は、子どもが発達障害の診断を受けているため、それを支援する専門家も介入してくることになり、より連携が難しくなることが考えられます。

専門医　就学期の子どもが病院などの面会に毎回やって来ることは多くないため、可能ならケアマネジャーや訪問看護師など自宅に入って家族の情報を垣間見れる職種が情報を得て、外来に通う病院などと共有してもらえるといいですね。家族にすれば日々の生活で精一杯ですから、子どものことを主治医に相談するなど考えもしないかもしれません。

認定看護師A　それにしても、洗濯機と洗面所に便が置かれていたのを発見したときのショックは大きかったでしょうね。

認定看護師B　妻が見つけたのですが、外来でその話を聞いたときは、興奮しながら語る妻の心の内を見極めながら、共感して感情を寄り添わせるのがよいか、反対に冷静な口調で対処すべきかまず考えました。そしてもしまた同じようなことが起きたときには、とりあえず直接子どもの目に触れないように片付けを優先することや、便を処理する際の工夫、使うとよい洗剤などの実際的なアドバイスを行いました。

司会　人の生活は本当に大きな広がりをもつものですから、それをどこまで把握し関与するかというのは、そもそも難しい問題ですね。しかし池田学先生（大阪大学大学院 医学系研究科 精神医学分野 教授）もよく語っておられますが「診察室以外の場所で何が起こっているかを、いかにイメージしながら診療を進められるか」といったかかわり方が求められているのだと思います。

専門医　看護師には本人と家族を交えた「大きな生活全般」をみてもらうことが大切ですね。医療・生活介助に伴う一つひとつの身体的ケア技術や工夫ももちろん重要ですが、それとは異なる大きな視点で、たとえばその家庭を構成する人々の関係性のなかで、本人がどのような状況にあるかも併せてみていただきたいのです。本人の精神症状はそのことにとても大きな影響を受けるからです。

認定看護師B　その意味で言えば、家族が本人に怒りを向けなくてすむように、「先手」を打つような説明を行うことがあります。たとえば廊下で排便してしまったら「畳の上じゃなくてよかったね（笑）」となだめつつ、「次にまた起こるかもしれないから、家に帰ったら畳の上に一枚何か敷いておきましょうよ」と提案する。そして「畳替えになったら大変だけど、安い敷物なら捨てられるしね」と伝える。物を捨てることがある種のストレス発散にもなりますから。あと大事なことは、本人には決して悪気がなく病気がそうさせているのだと繰り返し伝えることが大切です。

司会　そうですね。本人を責めたり嫌悪感を抱く気持ちをどういい方向に転換できるかは、私たちの対応の仕方次第で変わってくるものです。Eさんの妻は経済的な不安が軽減されるまで、対峙すべき現実に向き合えていなかったわけですが、そのようななか在宅では精神保健福祉士が、病院の外来では看護師が、早期から絡み合った課題を一つひとつ地道に解決し続けていったことで、有効な支援が行えたのだと思います。

ディスカッションから見えたこと。

● 経済的な問題などから生活の不安が強い家族に対し、看護師はまず話の聞き手になる必要がある。
● 家族の都合だけでなく、本人の状態を専門家が適切にアセスメントし、必要なサービスの導入につなげる必要がある。

- 看護師はその人の生活全般に目を向けながら、家族との関係で本人がどのような状況にあるかを理解することが求められる。
- 病気が原因で起こす親の行動に対して、とくに年齢の低い子どもは怒りや嫌悪感を抱きがちである。本人には悪気がなく病気のせいだということを伝えていく必要がある。

小学生の子どもたちに、父親の認知症について病状説明をした。

ポイント

● 幼い子どもに対しどのように病気の説明を行うか。

● 子どもをどのように支えるか。

● 早期から進行が早くコミュニケーションが困難な疾患を踏まえ、家族をどうサポートしながら目標を設定するか。

本人と家族について

本人（Fさん）は34歳のとき前頭側頭型認知症を発症した。職業は看護師だった／主介護者の妻も看護師であり、子どもは長女（発症時5歳）と長男（同4歳）がいる。

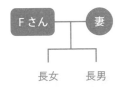

経　過 （年齢と本人の状況）

34歳	仕事の途中勝手に抜け出し休憩し、咎められても反省のようすがなかった。他にも迷惑行為がみられた。甘いものを食べるようになった。
37歳	精神科クリニックを受診し、発達障害とうつの診断を受けた。休職し、関東と関西の大学病院でそれぞれADHDと適応障害と診断された。後者に検査入院中、他の患者への迷惑行為で強制退院となった。
38歳	関東の専門病院で前頭側頭型認知症と診断された。外泊中の脱抑制行為がエスカレートした際、制止に抵抗を示したため、関西の精神科認知症治療病棟に医療保護入院となった。身体面に変化がみられた。
39歳	子どもに対して主治医から病状の説明が行われた。このとき長女は10歳、長男は9歳だった。
42歳	特別養護老人ホームに入所した。
43歳	検討の末、延命よりもQOLの向上を目的に胃ろうの造設を行った。肺炎が頻発し、その都度入退院を繰り返した。
44歳	喀痰が多く、なかなか鼻腔吸引でもとれず本人の苦痛が大きかった。気管切開を行った。療養病院に転院した（自宅に近く、子どもたちが学校帰りに会いに行ける距離）。
45歳	療養病院で死去した。

経緯	妻の言葉
● 発症当初	「どうしたんだろう……」
● 複数の病院で発達障害、うつ、ADHD や適応障害と診断された	「状態がよくならないのは私のせいなの?」「診断が間違っているんじゃない?」
● 前頭側頭型認知症と診断され、脱抑制行為が激しく医療保護入院となった	「どうしてこの人が?」「自宅では看られない」「毎週の面会が楽しみ」「子どもは病棟が怖い」
● 主治医から子どもたちに病状説明を行った	「一緒にいる時間は限られている」
● 特別養護老人ホームに入所した	「少しでも生活空間らしいところで、子どもたちとの時間を大事にしたい」
● 胃ろうを検討し、造設を決めた	「延命のためじゃない」「経口摂取も併用したい」
● 喀痰が多く、気管切開を行った	「苦しさをとりたかった」

主介護者である妻の発言

ディスカッション

専門医　Fさんも典型的な行動障害型の認知症でした。来院時にはまだ会話もしっかりできていた状態で、年齢が若いため子どもたちも小さく、本人の治療に合わせて家族に説明を行っていくことも重要でした。

認知症ケア専門士　私は小学生の頃に父が亡くなったのですが、病名を知らされていなかったんです。後々考えると母に対し「言ってほしかったな」と思ったりもしました。もちろん母なりに私のことを考えて告げなかったのですが、仮に話してくれていたとして、それも「正解」だったんだと思います。子どもにとってはどちらの対応でも「父がいなくなった」という事実は同じであり、そうなる前に自分に何かできたのではないかと、悔いのようなものが残ることに違いはなかったのではと思っています。

認定看護師B　外来でも家族である子どもに「先生のお話を聞きますか」と尋ねる場面があります。私は、本人が聞きたいと思ったときがその機会だととらえており、Fさんの子どもたちの場合は、母親がそうした準備を整えていたのでしょう。そうであればたとえ幼くてもしっかり聞くことができると

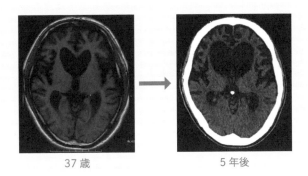

37歳　　　　　　　　　　5年後

＜前頭側頭型認知症の特徴＞

● 緘黙状態
● 反射的な嚥下でしか食事を嚥下しなくなる
● 開口、嚥下をしなくなり、経口摂取が困難になる
● 脳の萎縮が強い方と反対側の上肢・下肢の不全麻痺・
　硬縮

Fさんの高度進行期の頭部 MRI 画像

思います。

認定看護師 A　家族に気持ちを聞く際、言葉を表面的に受け取らないように
しています。たとえば配偶者のことを非難したり医療者を批判したりしてい
る場合も、どのようなときになぜそう思ったのかを少し掘り下げて聞いてみ
ると、一見厳しいことを言っていても実は違った思いがあったりすることに
気づくことが少なくありません。

　若年性認知症の場合は、年齢が若いほど家族に「まさか」という気持ちが
強く、受け止めるのに時間がかかったり、自分の都合のいいように説明を解
釈してしまう傾向も見られます。そう感じたときにもやはり「なぜそう思う
のか」という確認を繰り返していきます。本人と主介護者との関係によって
その人が病気を抱えて生きていく人生が決まっていくのではと思うことが
多々あるため、そうした背景をできるだけ理解しながら、主治医とともに説
明の力点を判断したりしています。

ケアマネジャー　本人と家族の関係や病気をめぐる困りごとを何でも知って
いるつもりにはならないようにしています。たとえばデイサービスにいる間
の状況はそこのスタッフにしかわからなかったり、訪問看護師にしか言えな
い本音などもあるはずです。その意味でも各職種が本当にしっかり互いに連
携をとらなければと思います。家族がちょっとした愚痴などをぽろっと話し

てくれるような関係をさまざまな支援者と築ければいいなと思います。それらを調整する役目が自分にはあるのだと考えています。

　私の父が認知症になったとき、最初は友達に相談をしていましたが、病状の説明ひとつにしても相手に知識がなければこんなにしんどい思いをするのかと感じ、だんだん話せなくなってしまいました。まだ介護保険を利用していなかったためケアマネジャーが身近におらず、あちこちの病院へ受診した際に医師や看護師に少し症状の話をすると、「ああ」と反応し共感を寄せてくれ、すべてを説明せずとも「それは大変だったね」と理解してくれました。そのときどれだけほっとしたことか、今でもよく覚えています。私たちは常によく相手の言葉を聞いて共感を表すことが必要で、当然ながら前提としてその疾患の知識をしっかりもたなければなりません。。。

司会　Ｅさんの子どもたちに、説明をしてもいいだろうと判断したことについては、どのような背景があったのでしょう。

専門医　子どもが成長するにつれ、親といるよりも友人たちと家の外で過ごす時間のほうが楽しくなっていくものです。そのなかでＦさんの子たちも、これまで面会に当てていた土曜日・日曜日に誰かと約束したりサッカーの練習が入ったりし始めます。そうしたなかで、父親にあとどれくらいの時間が残されており、面会できる回数にもいつか限りがくることを理解してほしい気持ちが母親にも私たちにもありました。

司会　そのときには子どもたちが受け止めてくれるだろうという見立てはあったわけでしょうか。

専門医　成長し自立していくなかで、少なくとも後から思い返した際に「あのときもっと面会に行けばよかった」という後悔がないようにしておくことが必要だと判断し、そのあとどうしていくかを決めるのは子どもたち自身だと思いました。ただ、毎週来院され患者と過ごす様子を見ていると、みなさんお父さんのことが大好きなのがわかっていたし、きっと受け入れてくれるだろうということは十分に推測できました。

老年内科医　そこはやはり医療者それぞれの経験が頼りです。子どもに限らず、家族への説明で深刻なことをどのようなタイミングでどのような表現で伝えるかは、それぞれの相手ごとに的確なさじ加減があり、それはかかわりを重ねていくなかで培われていくものだと思います。お互いに人間だからと

きにはコミュニケーションが取りにくい相手だったり、基本的なモラルが共有できない人もいるかも知れません。でもそうしたときに私が気をつけていることは「それでも、この患者と家族のためにどうすればいいか」という気構えからスタートすることです。そうしなければ、こちらのネガティブな心理を相手にも見て取られてしまうものですからね。

司会　なかなか明確な方法として解説するのは難しいことですが、あらゆる専門職にとってとても大事なことですね。どのような相手にもプロとしての信頼を築いていけるようにしていくことが、私たちには求められているのだと思います。

ディスカッションから見えたこと。

- 批判的な発言がみられる家族の背景には、疾患を受け入れられないことが原因の場合もある。相手の言葉を表面的にとらえないようにすることが重要である。
- たとえ幼い子どもであっても、本人が"聞ききたいと思ったとき"が病状を伝える機会になりうる。
- 医療者には"患者と家族のためにどうすればいいのか"という心構えからかかわりをスタートさせることが求められる。
- 親の病気についてきちんと告知を受けるべきかどうかは子ども自身が決定することである。その場合に医療者は年齢などを考慮して理解できる言葉を選び、聞いたことで後悔をしないようにしっかりと伝えていく必要がある。

診断時からケアチームの支援が得られず、娘が仕事をしながら介護を担ってきた。

ポイント

● 職場は病院なのに、若年性認知症に対する理解がほとんどなかった。
● 必要な支援を受けられず、娘がケアマネジャーのように全て手配していた。
● 通勤を支援するサービスがなく、既存のものでは融通がきかなかった。
● 仕事との両立に困難を抱える娘をどうサポートするか。

本人と家族について

本人（Gさん）は58歳女性で、54歳のとき若年性アルツハイマー型認知症を発症した／主介護者は娘で看護師、本人も同じ職場に40年勤続する看護師である。夫は専業主夫として家事をしている。

経過

	本人の状況	娘の状況
54歳	仕事の途中で頭痛が起き、血圧も高かったため早退をした（そんなことは初めてだった）。職場から「1週間ほど休めば」と言われた。	これまでなかったことに「大丈夫だろうか」と感じた。
54歳	職場の上司から話合いをしたいと言われ、師長・病院顧問・主任とで面談し、病棟での気になる行動を記した紙を渡された。インスリンの打ち忘れや清潔ケアの手順について書かれていた。	認知症かもしれないので、すぐに病院へ行かなければと思った。
54歳	娘の勤務病院（神経内科）で、アルツハイマー型認知症と診断された。「生活習慣を整えるしかない」と主治医に言われるのみで、支援制度の話は一切なく、MSWから「診断されたばかりだし、少し休んだら？」と言われ何の情報も得られなかった。娘に対し「ごめんね」と言って泣いていた。夫も「死ぬしかない」と言っていた。職場は症状（忘れても自覚がない、話を都合よく合わせる）が落ち着	診断結果に対して、「そうだろうな」という気持ちと「そうだったのだ」という思いで、なんとも言えない心境だった。MSWに相談に行ったが思うような対応が得られず「自分でさまざまな制度の手配をしなければならないのか？」と思った。

	けば復帰するとよいと病休を勧めた。本人は仕事をしたかった。	
54歳	症状がすこし落ち着いてきた。認知症に理解のある病院顧問が「40年間ずっと貢献してくれた」と言ってくれ、介護助手として働くことになった。嬉しくて帰りの電車で泣いた。主治医から許可が得られ、必ず患者のところには2人でいくようになどの指示書をもらった。職場の受け入れのおかげで1年程度は自力で通勤ができ、就労はとてもうまくいっていた。障害者福祉手帳を取得した。病棟の同僚はあまり認知症への理解がなかった。	丹野智文さんの著書を読み、市のサポートセンターなどに職場復帰について相談したが噛み合わなかった。
55歳	頭痛に悩まされ、通勤が難しくなってきた。通勤支援のサービスが見つからなかった。家計のために夫がアルバイトを始めた。地域包括支援センターは、本人が若年で就労しているため介入できず、障害者支援も利用できなかった。自治体をまたぐ通勤支援が受けられなかった。職場の最寄り駅から病院までの付き添いを地元の認知症サポーターに頼んだが取り合ってくれなかった。	各方面に電話したがまったく支援が得られず、相談できる相手が誰もいなかった。地域包括支援センターの人だけが、唯一親身になってあちこちに連絡してくれた。
56歳	職場では迷惑をかけていることを気にしてトイレで隠れていることが多くなった。同僚からは「もっと頑張らないと」と、精神論で諭された。異動してきた師長がとても配慮してくれ、踏ん切りがついてきた。もう少し働きたかったが、ほっとした面もあった。	移動支援を探していたところ、地域包括支援センター経由で障害者就業・生活支援センターを紹介されたが、あまり力になってくれなかった。本人に「仕事を辞めたい?」と繰り返し尋ねたが、「辞めたい」とは言わなかった。納得いくまで続けてほしいし、そうするしかない。師長さんが心を尽くしてくれたので、ここまでしてくれたのだから、もういいかなと思った。
58歳	しんどくなって仕事を休み、そのまま退職した。ハローワークに登録しているが、もう働けないだろうと思っている。	介護サービスを使うつもりだが、タイミングを大事にしたい。今は家族のサポートで対応する。母の勤め先だった病院からの呼び出しがないので安心している。

ディスカッション

専門医 自宅で過ごしているとそれほど困らないのに、職場で仕事がうまくできなくなり同僚や上司が異変に気づき、家族に連絡が入って「そういえば

……」となり、検査を受けて病気が判明する。Gさんも若年性アルツハイマー型認知症が発覚する際のそうした典型的パターンに当てはまります。

司会　すごく難しいところは、初期から適切な支援が受けられなかったことです。比較的大きな病院で診断されたのですが、相談したメディカルソーシャルワーカー（MSW）から「診断がついたばかりだし、少し休んだら？」などと言われてしまいます。通常、看護師を含めてこうした深刻な告知直後のフォローはどのように行うのでしょう。

認定看護師A　外来看護師が最初にする質問は、まず医師の話を聞いてどう思い、どう感じたかです。「頭の中が真っ白で何も考えられない」とか「人生が終わってしまった」などの場合には、むやみに励ますのではなく「今後一緒に相談していきましょう」といった言葉を返します。初診時はあまり長々と話をせず、そのように気持ちを聴くことが中心になります。

専門医　初診時は告知の内容を受け止めるだけで精一杯の状態です。何か切羽詰まった問題がある場合は別ですが、その日のうちにさまざまな支援やサービスの計画について話すことはないでしょう。今後の診察を重ねるなかで病気に対するショックの度合いにも気を配りつつ、困りごとを確認し対応を相談していくことになります。Gさんの場合、職場からの指摘に対しどのように診断内容を伝えるかという問題がありますし、仕事を続けていくうえで必要な支援についても、早々に話をすべき最優先事項ですね。

司会　娘が「何年にもわたり、どこにも相談するところがなかった」と語っています。外来で診断を受けた後に「どんなことでも、ここで相談すればいいですよ」という場所がなければ当事者は不安ですよね。

専門看護師　地域ごとに若年性認知症の人に向けたパンフレットをつくっているはずですが、自治体によっては肝心の本人や家族にすらそうしたものが手元に届かない場合が多いようです。まずは資料だけでも手渡すようにすれば少しは安心につながるでしょう。何も情報がなく介護者が自分だけで対処しなければならない不安とストレスは非常に大きいはずです。

司会　娘も看護師なので、病気の実態や今後の進展についてわかっていることが多いため、余計に不安が強かったのでしょう。結局自分でいろいろと探すなかで、自治体の若年性認知症サポートセンターにも相談をもちかけまし

たが、そこでも「お母さんは認知症ではないのでは？」「働くのは無理だから、世帯分離をして生活保護を受けてはどうか」といった助言を受け、困惑してしまいます。

専門医　MSW が本人や家族の困りごとに対し、利用できるサービスや制度が何かないだろうかと考えたのでしょうか。たとえば「仕事を続けたい」という希望があった場合、MSW ならたくさんの選択肢に心当たりがあるはずだし、「若年性認知症」というキーワードでネットを検索すれば、誰にでもさまざまな情報が得られます。結果として適切なものが見つかるかどうかはともかく、そうしたアプローチを本人や家族と一緒にすべきですね。G さんの場合、一番最初にそれができていれば適切な場所や専門職とつながり、次々と支援の流れに乗っていけたかもしれません。

司会　そのように当初からケアチームがしっかりと組まれなかったことが非常に残念ですね。また、仮にさまざまな制度や専門家とつなぐことができたとして、本人と家族はそのたびに自分たちの困難について説明を繰り返す苦痛が伴います。それに複数のサポート機関や NPO などから得られた助言などさまざまな情報を、一本化したり適切に評価する必要性もありそうです。

専門看護師　確かにそうした支援機関のなかには、本人に寄り添うというより「こうしなさい」「ああしなさい」と一方的に提案を押しつけてしまうところもあるようです。自分たちにとって信頼できる場がどこにあるかを評価するのは難しいでしょう。情報を得たり共有したりするうえで最も助けられたのは家族会だ、という人が現状ではとても多いです。ただし家族会にもまたさまざまなところがあるのも事実です。たとえば一つの病院のなかで医師や看護師など医療職が家族会を運営しているようなところだと、情報の一貫性や評価のありかたも信頼ができるのではないでしょうか。

専門医　G さんのように大きな総合病院の神経内科を受診した場合には、対応する MSW は病院全体をみている場合が多いでしょう。そうすると若年性認知症に特化した動きや情報の把握は難しいでしょうし、たとえばサポートセンターにつなぐ際にも疾患についてのきめ細かな情報が先方に伝わりにくく、おそらく家族からの情報だけしかない状況だと思います。G さんの娘さんは医療者だからまだしも、一般の人が医師から聞いた診断内容を他者に正確に伝えることは容易ではないでしょう。あと反対に病院側はサポートセンターから診断依頼を受けることはあっても、その人の疾患の状態について聞

かれるようなことはまずありません。

司会　こうした状況はもちろん地域によってさまざまであり、医療と支援機関の連携が有効に機能している自治体ももちろんあるでしょう。しかしいずれにせよ、本人や家族にとって必要な情報が適切に提供され引き継がれる仕組みづくりが非常に重要です。
　それから他にも、Ｇさんはだんだんと通勤することが難しくなったため、ガイドヘルパーを導入したかったのですが、うまくいかなかったという問題もありました。

専門医　ガイドヘルパーは余暇活動のみが対象となっており、通勤では利用できません。また介護保険が適用されるホームヘルパーも、支援項目に通勤の援助が含まれていないのです。こうした状況は「制度の隙間問題」の一つと言えます。

司会　つまり現状の制度からすると、「介護を受けるような人が仕事をしているのか？」というとらえ方なのですね。

専門医　この問題は多くの若年性認知症者が抱える、あまり知られていない大きな困難の一つです。とくに遠方に通勤されている人ほどこれが原因で退職せざるを得ない状況に追い込まれます。

認定看護師Ａ　本人は仕事を続けたいという希望をもっているので、家族としては継続させてあげたいですよね。でも現実的に第三者に通勤支援を依頼できないとなれば、あとは家族や友人などによる付添いをどうにか工夫できないか、それも電車でなく自家用車を運転してもらうなどの方法を模索するしかありません。

専門医　「隙間の支援」に取り組むNPOなどがあるようですが、医療機関では押さえきれないそうした情報こそをサポートセンターが把握し、うまく活用してほしいですね。公的機関へのアクセスなど誰が調べてもわかるような情報よりも、こうした地域ごとの生きた情報をできる限り集めてくれるような存在になってもらえると非常にありがたいです。

司会　もう一つ、Ｇさんが直面していた問題として、職場の人々に病気についての理解が不足していたことが挙げられます。

認知症ケア専門士　たとえば職場に新人がやって来ると、しばらくはその人を教える者にはいろいろな時間や労力の負荷がかかってきますよね。それでも仕事をしっかり回していくためには、新人本人はもちろん、先輩たちにも努力が必要です。Gさんも同僚の人たちも、それと同じ状況だったのではないでしょうか。何十年もそこに勤めてきたGさんへの信頼や親しみがあったからこそ、一緒に働くことを受け入れてくれていたけれど、日々仕事をしていくなかで苦労が重なると、内心ではいろんな気持ちを抱いてしまうものです。

　この職業って、元気な人を看ているわけじゃないですよね。相手はみんな苦痛を抱えています。だから私たちは人の痛さがわかること、気づくこと、それに向き合えることができなければいけません。Gさんのような人が身近にいることで、むしろ周囲はそうした姿勢や能力を磨いていけるだろうし、そうであってほしいです。

司会　組織としてはそうした現場の葛藤を理解し、病気の正しい知識と対応の方向性をしっかり示すことで、障害があってもGさんを雇うと決めた責任を現場にも下ろしていかなければならないはずです。というのも、「とにかく理解がなかった」と繰り返す娘の口ぶりからすると、思う以上に差別的な扱いを受けていたようにも見受けられます。それはおそらく疾患への理解がないために精神論で批判していたのではないかと想像するのです。就業支援というのは、そのような職場全体の環境づくりを行っていくことなのだと思います。

認定看護師A　Gさんは病院側から看護助手として働くことを提案されたときにどのように受け止めたのでしょう。「なぜ私がそんな仕事をしなければいけないのか」と感じたのか、それとも「周りに迷惑をかけてしまっているから仕方がない」と思ったのか。疾患の知識とともに、そうした本人の気持ちを病棟で共有したうえで、やってもらえそうな仕事を選び現場に下ろしていく必要があると思います。そして、その際には直接かかわりのない人も含めた病棟全体に下ろしていくべきかどうかも判断が必要です。中途半端な受け止めで偏見や先入観が生じることも懸念されるため、報告は主任レベルでとどめ、実際にかかわるスタッフも限定するといった選択肢もあります。

　つまり、まず病院側と看護部長、看護部長と本人、看護部長と病棟師長、病棟師長と病棟内の役職メンバーというふうに、それぞれのレベルで十分に打ち合わせをしていく必要がありそうです。あとは仕事をしていくなかで思うとおりの就労ができているのか定期的な評価を行います。その結果、仕事の

内容をより単純なものに変えるか、病棟での仕事が難しいかを判断すべきでしょう。

司会　Gさんはその後、自分自身が納得のいくかたちで退職されました。この次に課題となるのは、介護保険制度の利用にどう生活を切り替えていくかです。

ケアマネジャー　先ほど言及されたように、障害者手帳を取得したのに通勤に関する支援が受けられないような状況が、介護保険でも同様に生じるのは本当に問題です。これから介護保険を申請され地域包括支援センターが入ることになっても、同居の家族がある場合は介入できることが少ないため、やはり制度上の壁に直面されるでしょう。その結果、具体的な支援が想定されなければ私たち介護支援専門に連絡が入ることもないし、仮に担当することになってもサービスに結びつかない場合もあり得ます。そうなったときは定期的にこちらから連絡を取らせていただく提案をし、受け入れてもらえれば、時おり電話をかけたり訪問するなかで病状の進行に伴い改めてサービスの適用を検討していくことになります。何より、そうしてつながっておくことで、いざという時に自分たちが連絡をいただける存在でありたいですね。

司会　Gさんの場合、地域包括支援センターに親身になってくれる人はいたのですが、そもそも地域包括支援センターとして、若年性認知症でなおかつ働いている人にはかかわりにくいものなのでしょうか。

ケアマネジャー　今お話ししたように、きっかけさえあればたとえ介護保険サービスに結びつかなくても、定期的に訪問するなどのかかわりはします。センターのスタッフは若年性認知症について知識を深めるための勉強も行っていますし、制度上の難しさはあっても、できるだけのサポートはしようと思っているでしょう。ただGさんの場合は、「働くこと」が最初の段階でいちばん大きなニーズとして前面に出てしまったことで、地域包括支援センター側からは「それだと、自分たちにできることがない」というふうに受け止められてしまったのかもしれません。

司会　たとえば認知症の専門病院が、地域包括支援センターなどに若年性認知症への支援や情報提供の働きかけをすることはあるのでしょうか。

専門医　どの自治体にも若年性認知症支援コーディネーターを置いており、

本人や家族からの相談のほか、支援に携わる者同士のネットワーク調整を行っています。まずそことつながることができれば、先ほど述べた隙間のサービスのフォローができるかもしれません。当院の市では、ハローワークに付き添って本人の代わりに病状の説明を行ったりもしています。やはりその地域のキーになる人とつながることが大事ですね。

　ケアマネジャーが言われたように、就労の相談から始まったことで、地域包括支援センターが身を引いてしまったように思えますので、やはり一番最初の段階からMSWに障害者福祉で支援していこうという発想があれば、院内の精神保健福祉士（PSW / MHSW）か地域の保健センターに声をかけることもできたでしょう。そうすると、早い時期からジョブコーチをつけて看護部長や病棟師長との話し合いに加わり助言ができたかもしれず、家族の苦労が少しは軽減されていた可能性があります。

司会　こうして残念ながら、Gさんとその家族には適切な伴走者がつくことができませんでした。ただ娘はさまざまな模索をするなかで、自分と同様の境遇にある何人かの人とつながることができ、つらい気持ちなどをそこで吐き出せるようになりました。それで実質的なサポートを得られるわけではありませんが……。これは自分自身が看護師だから言うのですが、病院の外来には看護師がいたじゃないかと思うのです。医師からの説明も一緒に聞いていたはずだし、大切なMSWの初動にもかかわれたのに、と。

専門看護師　当院でも外来の診察室に看護師が入ることはないのです。がんの告知に関しては加算があるため認定看護師が付き添えるのですが、認知症の場合は残念ながらそうした体制が整っていないのが現状です。実際のところ、多くの認知症を抱える患者さんたちは、病気が判明してもその後まったく支援につながっていないでしょう。外来看護が何をすべきなのかをとらえ直すことが、今非常に切実な課題だと思います。

司会　医師の診療においても「認知症」としての加算はつかないんです。あくまで精神科の外来診療として認められています。病院の経営から考えるとそうした困難があるのですが、それでも患者のことを考えれば、外来で配慮すべきことはたくさんあると思います。

専門医　そうですね。このケースで明らかになったのは、いくつもの大事な支援が制度から抜け落ちてしまっていることです。それを「隙間だから仕方がない」とするのではなく、以前に同様の経験をしたことのある私たち医療

者や地域の支援者が、その制度を変えていく提言をきちんとしていくべきですね。

認定看護師B　それにしても、このケースはご本人たちの気持ちを考えるととても切なくなります。私たち専門職すべての者は、「自分たちには知識がある」と考えてはいけません。自分にはわからないことがたくさんあることを知り、わからないなりに調べ、本人や家族と一緒に困りながら、専門機関として提供できるあらゆる手段を使って答えを導き出さなければなりません。Gさんの場合は、娘がしっかりしていたから今の生活ができているのです。専門職はもっと本人や家族と向き合う姿勢が必要だと思います。

ディスカッションから見えたこと。

- 医療者には、本人や家族をむやみに励ますのではなく、相談者・理解者として寄り添う姿勢が必要である。
- 必要な支援が何かを最優先に考えて情報共有し、家族の不安を軽減しながら適切なサービスにつなげられるように多職種で支援する。
- 介護を受けている者の就労を支える仕組みがないため、若年性認知症者の社会活動は継続が困難になりがちである。
- 制度上の難しさがあっても、定期的な訪問や疾患の理解を促すなど、専門職によるサポートの幅は広げることができる。

独り暮らしの生活を支えるために、
診断直後から訪問看護師が活躍した。

ポイント

● 独居の若年性認知症者に診断直後から訪問看護を導入することのメリット。
● 独居で暮らしていくことはどこまで可能か。
● 家族同士の関係にどう介入していくか。
● 利用したサービスの導入根拠は何か。

本人と家族について

本人（Hさん）は52歳女性。独り暮らしである／夫とは20年近く前に離婚し、遠方に住む娘がいる／診断1年前から生活保護を受給している。おおらかな性格で、勤労意欲がなくはないが、過去に職場で上司にきつく言われたことがトラウマになっている。

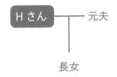

経 過 （年齢と本人の状況）

50 歳	生活保護ワーカーが問いかけても1つのことを何度も質問した。就労を促しても動きがみられなかった。
51 歳 （4月）	就労支援カウンセリングに対し、はっきりと主張ができず「久しぶりに人と話すと言葉が出てこない」と訴えていた。手帳の予定に膨大な書き込みがみられたが、それでも約束を間違えていた。ショッピングセンターのカート整理の仕事に就くが1日で解雇になった。
51 歳 （5月）	飲食店に就職したが、きつく言われて4日で辞職した。
51 歳 （6月）	何度も来たことのある役所内で場所に迷った。就労支援カウンセリングのワーカーが近医への受診を勧めた。診察の結果、アルツハイマー型認知症が疑われた（HDS-R 20/30、処方なし）。薬剤管理が可能かどうか判断が困難なため、訪問看護が必要として週3回の導入となった。娘に電話で報告した。〈訪問看護：認知症疾患医療センター経由で地域包括支援センターから依頼され、電話と訪問による服薬管理および生活支援を実施〉
51 歳 （9月）	就労支援カウンセリングのワーカーと娘が同行し、専門医療機関に受診したところ、SMQ 79、うつ・不安・無関心・異常行動に得点があり、MMSE 21/30で、視空間障害が目立った。家賃が未納になっていた。不明瞭な入出金があった。ATMが使えなくなった。パッチの貼り替え

に間違いがあった。介護保険、自立支援医療、障害福祉サービスを申請した。〈訪問看護：パッチを預かった／火元の管理の確認／セルフケアや生活リズムの確認／パッチによる皮膚障害を報告〉

52歳（10月）　娘が金銭管理を行うことになり、本人はこのことを喜んだ。皮膚障害がみられ、貼付剤から内服に変更した。曜日の認識が曖昧になり何度も確認していた。担当ケアマネジャーが決まったが、支援者が多くなり混乱がみられた。〈訪問看護：服薬管理を実施し訪問時に服薬をサポート／訪問時以外の薬剤のセットを準備〉

52歳（1月）　家賃の支払いや書類、薬剤管理などが不安な状態だった。入浴困難のためデイサービスを検討。ガイドヘルパーが週2回介入し、作業所へ週に4回通い始めた。〈訪問看護：服薬管理の実施／入浴拒否があるが不衛生でないため様子をみた／デイサービスがうまく導入できず、作業所に切り替え生活を整えていった〉

52歳（8月）　気分変調があり、ヘルパーとトラブルになりかけた。

ディスカッション

専門医　Hさんは就労支援カウンセラーと、生活保護のワーカーから相談を受け当院で初診を受けました。アルツハイマー型認知症だろうと予測されましたが、まず自立支援医療として訪問看護などが介入していきました。現在は特別養護老人ホームに入所されています。この方も生活のなかで認知症の症状が現れ始めたことで仕事がうまくできなくなり、診断がつく前に解雇されてしまっています。再就職先を探すなかで、書類がうまく書けないなどから就労支援の担当者が「どうもおかしい」と気づいたのです。このように若年性認知症の人が見つかるケースは少なからずあります。

　ですから、行政機関に勤め50〜60歳の市民にかかわる人にも認知症疾患への理解を深めてもらえるとありがたいです。たとえば「case 01」のように就労中に認知症がわかり、ジョブコーチをつけて傷病手当を受け退職まで経過を見ていけるケースというのは、実はとても少ないのです。Hさんのような場合と比較すると、Aさんはむしろうまく介入ができていたとも言えます。一般的な中小企業など多くの職場では、認知症の発覚で解雇もしくは自己退職の形をとられ、再就職ができず困窮したことで支援のきっかけができるのです。このことは多くの人々に知っていただきたい社会的な実情です。

司会　そうした経過から、このケースでは訪問看護師がイニシアティブを取りながらかかわっているようです。若年性認知症をもつ独居の人の在宅サービスとなると、本人の意向を聞きつつ家族が積極的に関与してくれなければ困難も増えます。

専門看護師　Hさんの場合は認知症のケアに慣れた訪問看護師が介入されているのですね。困りごとを見越して次々とさまざまな支援者を巻き込み、娘にしてほしいことなどもうまく調整されています。訪問看護が入った段階でまずやるべきこととして、火の元の管理や家賃の支払いなど本人の安全確保のためにきめ細かく対応されています。ある意味でケアマネのような動きをうまく担っておられます。

専門医　そのとおりです。担当している訪問看護ステーションは、Hさんのご自宅のすごく近くにあることもよかったのですが、普段から何人かの若年性認知症をもつ人をサポートされています。

認定看護師A　安全確保はとても重要です。火の扱いをはじめ鍵やお金の管理といった防犯上の配慮のほか、夏場は熱中症の心配もあり、身体管理の視点ももちろん欠かせません。ただそうしたセルフケアの欠如がありながら元々シビアな状況で自分なりに生活をされている場合もあります。介入する側が一方的に「これでは無理だろう」と判断するのではなく、本人が自宅で過ごしたいという気持ちを大切にしながら、どの部分をサポートできれば在宅療養が支援できるかを考えていく必要があるでしょう。

司会　担当した訪問看護師はそうした目配りが優れているうえに「ちょっとお風呂に入らないくらい、いいじゃないの」という感じの、いい意味でのユルさもある人でした。そういうこともすごく大事なんですね。

特養看護師　限られた時間で訪問看護をする必要があり、安全確保だけで精一杯になりがちですが、この看護師のように本人の先を見越した視点から生活リズムを整えるよう気を配れば、たとえば排泄が改善され気分もよくなり、心身の健康に好循環がもたらされます。なおかつこのケースでは本人のその人らしさを念頭に、支援が押しつけにならないよう配慮されているところも素晴らしく、とてもよいケアをされています。

認知症ケア専門士　徘徊があると家族には心配ですから、夜間しっかり睡眠できるようにする意味でも生活リズムを整えることが重要です。それには訪問看護師が伺うタイミングや時間帯の選択にも配慮が必要でしょう。また近所の方々の理解なども気になるところなので、独居のサポートは本当にたくさんの課題があります。

認定看護師 B　一人で自宅で過ごせる条件は、食事を自分で食べられるかどうかだと私は思っています。料理の手配までは他者にもできますが、食べるという行為を自身でできなくなれば、その人の生活には限界が来ていると考えられます。

ケアマネジャー　こうした状況で介護保険が入っていく場合に私たちが考えるのは、ヘルパーを利用することで1週間のあいだ必ず訪問サービスや通所の機会を維持して人と会わない空白日をつくらないことです。ただ、ヘルパーだと掃除や買い物の手伝いなど、一つひとつ明確な目的が必要なため、相談相手になったり一緒に散歩をするなどのかかわりが形式上できません。一方で、訪問看護では生活全般に目を配ることができるため、このケースではそれがとてもいい形で実践されているようです。

老年内科医　外来の医師として訪問看護師に指示書を書く立場から言えば、認知機能が低下しても手段的ADL*1が満点であれば独居が可能と医学的に判断します。でも実際にはそうでなくても訪問看護師などが入ることで独居が可能な時代になってきています。そのなかで医師が気になることは、1日3回の薬の服用、とりわけ重要な循環器系の薬剤などが適正に服薬されないと生死にかかわる問題が生じ兼ねません。しかし意外とそうした危険性について取り沙汰されることが少ないのです。実際に入院される高齢者の5%は、薬の服用による有害事象が原因になっていることが、老年医学の分野では知られています（鳥羽研二他, 日老医誌, 1999）。

　ただ、正しい服薬を評価する指標は世界的にも整備されておらず、唯一確実に確認できるのは「ごくん」と飲み込んだのを見て、「口を開けて下さい」と言い口腔内を目視することだけです。米国ではもう一つ、胃の中で薬剤が溶けたことを認識できればよいともしています。かつてエイズの治療薬は当初100%の服薬管理ができなければならなかったため、そうした方法が試みられたりもしましたが、いずれにせよこれらをすべての人々に徹底することは現実には困難です。そこで、他の方法で最も服薬アドヒアランスを高める手段として、訪問看護の介入が有効であることが教科書などにも示されています。本人にとって必要な薬剤を適正に服用できているかを管理できるのは、医療知識をもちつつ生活全般に目配りができる訪問看護師ならではの役割です。

司会　こうしたさまざまなサポートがしっかりと機能すれば、若年性認知症をもつ人の独居も不可能ではありません。Hさんのようなサポートの事例が

*1 **手段的 ADL**：手段的日常生活動作(Instrumental Activities of Daily Living : IADL)。ADLが着替えやトイレ動作、歩くことなど、最低限の日常生活が自身の力でどの程度行えるかを示す「基本的な動作」を指すのに対し、IADLは買い物や屋外での生活など、ライフスタイルを反映する「応用的な動作」のことを指す。

これからもっと増えていくといいですね。それには各職種それぞれの役割を
チーム全体で熟知し、適切な支援を実行していくことが重要だと思います。

専門医　Hさんのその後ですが、5年ほど独居を続けられ、若年性アルツハ
イマー型認知症の病状が着実に進行していきました。自宅に誰も入らない
時間に排泄を失敗し本人も気持ちが悪いためそのまま外出してしまったり、
夏場にヘルパーが飲み物をつくっておいても、口をつけず脱水を起こしてし
まったりということがあったため、グループホームに入所されました。

ディスカッションから見えたこと。

- 独居者の在宅支援では、火の管理や防犯など安全確保を考慮したうえで、自宅で過ごしたいという本人の意思を尊重したかかわりが必要である。
- 独居で生活を継続するために訪問看護が果たす役割は大きい。
- 離れて暮らす家族も積極的に関与していく必要があるため、支援者はコミュニケーションをはかっていく必要がある。

高齢の両親が「自分たちだけで介護を担わなければ」と思いつめていた。

ポイント

● 自宅で行動型の前頭側頭型認知症を介護する場合の留意点。
● 両親が介護を抱え込み、手放せないことによって生じる困難。
● 高齢の両親のサポートをどうするか。

本人と家族について

本人（Ｉさん）は 46 歳男性で、40 歳のとき前頭側頭型認知症を発症した／同居する主介護者の母親と父親、別居する弟の 4 人家族である／大学の理学部卒業後、家業の寺を継ぐため宗教系の大学に 1 年就学し、実家で住職として勤務していた。結婚歴はない。飲酒の習慣はなく機会があれば飲む程度だった。発症前の性格はおっとりしていた。趣味は雅楽の演奏と音楽鑑賞、粘土細工である。

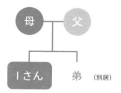

経　過

	本人の状況と診察内容	母親のようすとケア支援
40 歳	せっかちになり、食べたりお経を読むスピードが非常に速くなった。お参りの段取りができなくなった。檀家とコミュニケーションがとれなかったり、行き慣れた檀家を訪ねる際、道に迷うようになった。	「理系」のため、言葉が少ないのだろうと都合よく思っていた。
41 歳	趣味の雅楽ができなくなり、注意力散漫で車の運転で信号無視をしたり、自損事故を何度も起こした。繰り返し手を洗ったり、飼育している亀に大量の餌を与えていた。テレビを観ていても内容を理解しているか不明。自宅の敷地内をぐるぐる歩き回る行動がみられた。	祖母の死去や仕事のトラブルによる精神的ストレスだと思っていた。
43 歳	昼間から寝ることが増えた。父親と出かけたとき一人で先に歩いていき、はぐれてしまい、翌日線路わきで警察に保護された。言葉を話さな	行方不明から事故で命を失うことを覚悟した。母親はうつ病か認知症もしくは発達障害と考え 3 月と 12 月に精神病院に受診相談したが、本

	くなった。尿失禁をした。受診を拒否した。	人の受診拒否から病院に連れて行けなかった。どうにか近医を受診し統合失調症と診断され、大きな病院への入院と検査を勧められた。
44歳 (9月)	普段は自宅敷地内を歩き回っていたが、その日は外へ出てしまい、戻れなくなった。5キロほど離れたコインパーキングに座り込んでいるところを通行人が発見した。救急搬送されて発熱と肺炎で身元不明のまま入院した。入院中は点滴の自己抜去や医療行為の拒否があった。頭部MRIで前頭葉の著明な萎縮を認め前頭側頭型認知症が疑われた。	身体科での入院治療が困難なため、身元不明のまま精神科に転院を検討中、身元が判明し退院した。
44歳 (11月)	認知症疾患医療センターに鑑別検査目的で初診を受けた。心理テスト中に立ち去る、言葉が出ないなどの様子がみられた。脳の画像診断で前頭葉に強い萎縮、側頭葉に左側やや優位の強い萎縮、頭頂葉左優位に萎縮、側脳室には前角・下角優位の拡大、周囲脳萎縮に伴う変化が認められた。心理テストは検査不能だった。行動型前頭側頭型認知症と診断された。かなり進行しており自発性の低下が顕著で発語がない状態だった。	救急搬送で同センターとつながった。相談員は介護保険の申請案内を行い、地域包括支援センターへ介護保険代理申請などの介入を依頼した。指定難病診断書の作成、精神障害者手帳申請の診断書作成、障害年金申請の案内を行った。前頭側頭型認知症の支援経験があるケアマネジャーを選定し、訪問言語聴覚士(ST)・作業療法士(OT)の事業所選定を行い、認知症初期集中支援チームの介入と看護外来導入を決めた。
44歳 (12月)	OT・STの対応時に、立ち去ったり走り出す行動がみられた。OT来訪時は家中を徘徊し、夜間は3時頃まで覚醒していた。ケアチーム介入の「第一段階」として、まず他者に慣れることを目指した。OTとSTの来訪に混乱したため、主治医が認知症疾患医療センターのOTによる助言を検討した。	落ち着きがなく家中を徘徊するため、外出しないよう外から施錠した。母親は他者介入の必要性は理解できるが、刺激が強すぎて家族の負担が大きく、訪問を継続すべきかわからなかった。要介護5。介護サービスを導入した。支援者間によるケア会議で病態と方針について情報を共有した。訪問OTを週2回、訪問STを週1回、訪問看護を3カ月に1回となった。OT・STより「十分な訓練ができないのに算定を受けることが申し訳ない。回数を減らし徐々に慣れたほうがよいだろうか」と相談があった。
44歳 (12月)	嚥下困難はなかった。主治医よりSTは月に1回、OTは週に3回に変更指示をした。	家族・本人ともに他者の介入を初めて経験し、不安が大きかった。主治医は家族の気持ちを傾聴したうえで、慣れる時間が必要なことや介入の意義を根気よく説明した。ケアチームはケアマネジャーに対しても他者の介入が初めてのため落ち

着きがないのは想定内であり、まずは他者が自宅内に入ることに慣れ、顔を覚え、5分だけ座れるなど段階的に介入していき、同じスタッフでの対応や、3カ月程度の時間を要するなどの心づもりをもつよう助言した。

44歳（1月）	OT来訪時の立ち去り行動が続いたが、夜間の徘徊はなくなり睡眠リズムが整ってきた。訪問OT・STのかかわりが安定してきたため、主治医は今後のデイサービスの利用について検討した。	OT・ST導入に慣れてきた。父親は疾患の今後の経過に対する不安をケアマネジャーに吐露した。ケアチームは本人のペースに合わせ、家族以外の人に慣れることを最優先に介入した。立ち去り行動に対し被影響性の亢進を活用し、音楽やプラモデルなど本人が関心をもてるアイテムを模索した。ケアマネジャーへの助言として、家族が病気を受容するには時間を要るすこと、不安を表出し相談ができるケアマネジャーの存在は大きいことを伝えた。家族の不安に寄り添い、病院医療者に情報提供しながら、進行する病気の一歩先を見越した現在のかかわりの目的を母親にていねいに説明していくよう促した。
44歳（2月）	立ち去り行動はあるが、家の外に出ることはなく数分でOTのいる部屋に戻ってくるようになった。OT・STの介入に慣れてきたことから、主治医は「第1段階」をクリアしたと判断した。	母親も他者の介入に慣れてきた。訪問OT・STというタイムリーに相談できる医療者がいることで安心できるようになった。お盆時期の多忙に備えて、通いのデイサービス利用を希望した。書字や読字、意味の理解はできたこと、ポップ系の音楽やドラム音に関心があることがわかった。
44歳（3月）	OT・STが声をかければ部屋から出てくるようになった。「第2段階」として、家族以外のセルフケア介入に慣れることを目指した。通所デイサービスの準備を始めた。	訓練時は母親が常に傍で見ていた。ペットボトルの開封や排泄時の下着の上げ下げなど本人ができることも母親が介助した。OTからの情報として、母以外のセルフケア介助を受け入れられるか不安があった。低刺激かつ力量のあるデイサービスの選択を検討した。
44歳（4月）	在宅リハビリに慣れ、パズルや漢字の読み書き、音楽などに集中する時間が増えた。訓練中に室外で徘徊しても数分で戻るようになった。デイサービス利用のためのケア会議を実施した。会議中はPCキーボード	家族はデイサービスやショートステイを利用しながら、できる限り在宅で看たいと希望していた。関連施設のデイサービスは刺激が多いため、宿泊棟をデイサービスとして利用することを検討した。

を触りながら最後まで座っていられた。母親には「本人ができることをしてもらうことがリハビリにつながる」と説明した。

45歳（6月）　鉛筆を見せれば、漢字の読み書きを行うのだと認識できた。プラモデルをていねいに手で持ち、きちんと色塗りができた。立ち去り行動は軽減したが、被影響性の亢進は持続していた。

リハビリに慣れてきたため母親が「治ったかな」と思うほどだった。安心して傍を離れることができ、「親の役割として体に気をつけたい」と語った。いつか使えるデイサービスがあることにも安心していたが、急いで利用する必要はないと考えていた。生命保険で高度障害が認められたため、成年後見の診断書提出が必要となった。10年の猶予があるため保留とした。障害年金の説明を行った。

45歳（9月）　食事のため込みが増えた。暑さで日中傾眠し、夕方に散歩へ出かけるためなのか、夜中の2時まで入眠せず、生活リズムの乱れがみられた。好きな食べ物を口にため込むことが増えたが、せき込みはなかった。主治医は母親にデイサービス利用の必要性を説明した。

デイサービス利用に不安を抱いていた。必要性は理解できるが、父親が病気を受容できておらず元気がなかったことと、コロナ禍で見学ができないため利用は考えなかった。訪問リハビリでの状態は安定していた。ケアチームはケアマネジャーからの相談を受け、生活リズムを整えることや、残存機能の継続の重要性から一歩先を見越した介入が必要だが、家族の気持ちを受け止めデイサービスの利用は慎重に進めるよう助言した。

45歳（10月）　デイサービスに10～16時まで体験参加した。送迎車の停車時にドアを開けようとした。事業所では高スピードで各所を徘徊したためマンツーマンの対応になった。ベッドやソファー上で飛び跳ねたり、ドアを開く行為を覚え繰り返すなどの危険行為があった。利用前日の睡眠は2時間だった。主治医が障害年金の診断書を作成した。

要介護3。デイサービスを体験したが受け入れを拒否された。

45歳（11月）　危険行為がみられないため、デイサービスの受け入れが可能になった。病院での診察時に離席したり、机上の物を触る行為はなかった。歩行動作が以前より緩慢で、被影響性の亢進が軽減しており、自発性の低下がみられた。主治医は母親に特別養護老人ホームとショートステイ利用の検討を勧めた。

特別養護老人ホームのほか、デイサービスの利用にチャレンジした。

45歳（12月）	デイサービスを利用する日は睡眠状態がよかったが、他の日は2時まで覚醒し午睡があった。主治医は母親にデイサービスの利用をどう感じているか確認したうえで、その効用を伝え、利用頻度の追加を検討するよう伝えた。	デイサービス追加の提案に対し、毎回の準備で生じる母親の負担を憂慮した弟が、現状のままを希望した。利用は週2回とした。
45歳（1月）	デイサービスの日は食欲があり、23〜7時まで入眠が可能だった。事業所で送迎バスの到着を伝えると、立ち上がって乗車することができた。	母親はデイサービスのために寝ているところを起こすのがかわいそうと思いつつ、家にいると物音のたびに本人が外に出ていかないか心配だったため、デイサービスに出かけている間の心配がなくなった。利用を週4回に増やした。その効果を喜びつつ、母親としての役割が減少したことへの寂しさも窺えた。
45歳（3月）	デイサービスに慣れてきた。体操をまねる動作がみられ、各所の徘徊も動作が緩慢で自ら椅子に座った。危険行為はない。食事中に手が止まるため介助により摂取した。ため込みやむせることはないが、体重減少に不安があった。食欲の低下はないが、2カ月で体重が3キロ減った。病院では言葉の理解と模倣行動によりCT検査を受けることができた。腫瘍マーカー検査でCEAが5.7ng/mLとわずかに上昇していた。侵襲が少ない検査で便潜血、腹部CTを施行したところ検査値に異常はなかった。	母親は特養の申し込みをしたが、本人が自宅を理解できている間はショートステイの利用は考えていなかった。
45歳（3月）	緩慢な動作で徘徊し、途中で自ら座ることができた。ゼリーの摂取中にむせることはないが、湿性咳嗽と流涎が認められた。毎日の体温測定で発熱はなかった。主治医は母親に流涎の増加による誤嚥性肺炎のリスクを説明した。	母親はデイサービスの効果を実感し、他者が介護することに慣れてきた。看護外来で次のように振り返った。「2年前に行方不明となり息子の死を覚悟したが、救急搬送されたことで、現在の病院につながった。絶対にデイサービスも無理だと思っていた。車に乗れるのか、迷惑をかけないか心配だった。しかし他者の介護を受け入れてくれ、ボール投げをすると構える動作や表情変化がみられるなど、その効果は本当だと思った。一度はあきらめた分、今の状態ができる限り続くことを願っている」。
46歳（6月）	口腔内のため込みと流涎が増加した。湿性咳嗽があり、嚥下機能低下	父親が入院した。介護疲弊による母親の身体状態に不安があった。デイ

による誤嚥が考えられた。デイサービス休止の影響なのか下肢筋力の低下があり、床に座り込んだり、ベッドから転落することがあった。

サービスの事業所でコロナ陽性者が出たため2カ月間休止となったが、再開後も問題なく利用ができた。デイサービス側から、転倒・転落予防にマンツーマンの対応が必要なため、利用回数を減らすほうがよいのではと相談があった。回数は変えず、大腿プロテクターやヘッドギアの着用を勧めた。

ディスカッション

専門医　このケースについては、まず大きな反省があります。実は家族からは数年前より何度か受診の相談が入っていたのです。近所のクリニックへ相談に行くと精神疾患が疑われたということで、当院に来てくださったんですが、紹介状がなかったことや、入院のご希望だったのですが本人を連れてくることができなかったため、受診に至っていませんでした。年齢が非常に若く認知症の疑いをもてなかったこともあるのですが、もう少し家族から本人の状況をしっかり聞き取ることができれば、前頭側頭型認知症特有の行動が顕著だったので、初期集中支援チームに相談が入り訪問につながっていただろうと思います。ただ、当時は院内にまだそうした連絡の仕組みができていなかったのです。

　受診につながったのは、一人で道に迷い転倒し頭部を打って搬送された先の病院の医師がMRIを撮ったところ疾患の疑いをもたれ、当院に連絡が入ったことがきっかけでした。それがなければIさんは家に帰っても同じことの繰り返しだったと思います。受診された頃には疾患による激しい行動のピークは過ぎ、発語もほとんどなく、自発性も低下が進んだ状況でした。そうなるまでの最も大変な時期を、ご両親のみで抱えておられたのです。きっと想像を絶する困難の日々だったと思います。最初に相談されたとき、Iさんを引き取れなかったことが返すがえす痛恨の極みです。

司会　そうした取りこぼしを防ぐために、あらかじめ用意しておけるような対応の仕組みをつくることはできるのでしょうか。

専門医　当時は、電話を受けたのが病院の事務だったのですね。これが精神保健福祉士などであれば、たとえ受診は難しくても保健センターに相談する手続きをアドバイスできたと思います。

司会　Iさんの病気に対して、家族はどのように受け止めていたのでしょう。

専門医　当初はようやく原因が判明し、ほっとされている状態でした。ただ診断がついたからといって、息子へのかかわりを変えていこうという意識はなかったため、病状の進行に合わせてスムーズにサポートを入れていく状況ではありませんでした。その意味で外来の看護師やケアマネジャーなどは苦労されたと思います。

認定看護師A　外来看護師としては、家族の困りごとが目に見えてわかるし、何より本人自身が大変な状況ですから、まずはサービスにつなぐ段取りを行いました。事前にケア会議を実施し、初日に作業療法士が自宅を訪ねたときにも再度会議をしてIさんへの具体的なかかわり方を相談させていただきました。母親に「これまで大変でしたね」と声をかけると、「このまま一家全員が倒れてしまうだろうと思っていた」と話されていました。

認定看護師B　今後を考えると、本人の病気の進行と合わせて両親の年齢も増していくため、弟の協力が得られるようにしていくことが大事ですね。

司会　特殊な疾患であるため、最初にかかわるケアマネジャーの選定が難しい課題です。また、さまざまな職種が介入したとして、誰でもこうした病気への理解があるとは限らないため、チーム内でも教育をしていくようなプロセスが必要に思えます。これについて看護師ができることはないでしょうか。

専門看護師　このケースではさまざまな人がかかわり、本人のできることを伸ばしつつ親の気持ちをサポートしており、とてもすごいことだと思いました。前頭側頭型認知症はまれな疾患で経験者も少なく、かかわり方がわからないために私たちは苦手意識をもってしまいがちです。そうしたとき、異なる職種間でアプローチを考え目標を共有することで、互いの教育や自身のやるべきことを明確化でき、具体的な調整が可能になるのではないでしょうか。

ケアマネジャー　実際に、担当した作業療法士にはこうした前頭側頭型認知症の経験があまりなく、しかもIさんのような症状や行動については未経験であったことから、どんなプログラムを組んでいけばいいのかわからず当初は白紙の状態でした。私自身もケアプランに何を書けばいいのか見当がつかず、手探りの期間がしばらく続きました。
　ともかく、まずは本人と家族が同じ空間で過ごせるようにすることが課題

でした。作業療法士や言語聴覚士からは、「訪問しても何もせずに帰る日もできてしまうけれど、いいのでしょうか？」と何度も聞かれましたが、「それでも、とにかく他人の顔を日々見ることに慣れてほしい。そのなかで私たちチームに何ができるのかを少しずつ探ってほしい」とお願いしました。

　正直に言えば、最初にこのIさんを紹介されたとき、この年齢で前頭側頭型認知症で、しかも在宅希望だと言われて「いや、何もできることはない」と思いました。そもそも一体、これまでどうやって自宅で過ごしてこられたんだろうと。でも、実際に自宅を訪れて家族にお会いし生活をされている環境を拝見してすごく驚いたのです。私が病棟で働いていた頃、こうした患者さんに対してなし得なかったケアを、家族だけで誰の助言も得ずに実践されているのを目の当たりにしたのです。それほどIさんの母親のかかわり方は特別なものでした。

　今もそうですが、たとえばIさんがおかしな行動をとっても、絶対に制止しないんですね。発語もなくなっているのですが「どうしたいの？」と必ず息子に声をかけ、自分が勝手に決めつけるようなことはしないのです。そうした積み重ねがあったからこそ、デイサービスの利用にもつながり在宅を継続できているのだと思います。

　しかしその反面、この母親がそこまで独りで抱え込むことはないんじゃないかとも感じ、どうすればもっと気持ちを楽にしてあげられるだろうかと、毎回訪問するたびに考えています。こうして話ができる相手が訪ねてきてくれることを、とてもありがたく思ってくださっているのですが、一方で私たちやデイサービスにすごく迷惑をかけているのではないかと気にかけておられ、「いつでも自分が引き受けるのだ」という、計り知れない覚悟を抱かれているのを垣間見たりもします。

司会　こうしたケースでは、家族の負担を減らすデイサービスへの移行をどのように進めればよいのでしょう？

ケアマネジャー　リハビリの介入がスムーズになってきたら、次の段階としてデイサービスの検討となります。Iさんの場合、認知症者への対応に特化した事業所で、なおかつ送迎が可能な範囲内で探す必要がありました。最初に選んだところでは、スタッフから「徘徊の激しさや転倒につながる危険な行動が目立つ」という理由で断られてしまいました。

　でも送迎の際、両親が付かず一人だけで車に乗れるかどうかが最初のハードルでしたが、それにも抵抗なく、たった一度でもデイサービスの体験ができたことは大きな成果でした。だから、「これは絶対に大丈夫だ」と思いま

した。

　そこで、諦めずに市の担当部署に詳しく病状なども説明しながら相談したところ、これまでに前頭側頭型認知症の利用者を経験されていて、かつ自宅が送迎範囲内にある事業所が見つかり、改めて体験を依頼しました。スタッフはもともと病気についての理解があり、実際の対応にも慣れておられたので受け入れてもらうことができ、週2回の利用からスタートしました。

司会　この家庭の場合、母親の存在がものすごく大きいことを前提としてサービスの利用が進められているのですが、両親とも高齢で父親は入院中でもあるため、この先どうしても他の家族のかかわりが必要になってきます。その場合、Iさんの弟はどのような受け入れが可能なのでしょう。

認定看護師A　弟は診察の際に必ず同伴されていて、母親と私が話をしている間、本人が周囲を歩き回るようすを見守ってくれていましたが、直接気持ちを確認するような場面や、かかわりに巻き込んでいくような動きはしていませんでした。ただ、ケアマネジャーがよくコミュニケーションをとっていたので、折に触れて弟の考えや気持ちをタイムリーに教えてくれるため、大事な情報は医師に伝えることができていました。たとえば、本人が自分自身でできるようなことも母親が代わりにやってしまうなどは、弟でなければ気づけません。

ケアマネジャー　弟は母親の頑張りすぎをとても気にかけておられます。たとえば、デイサービスの送迎時間に準備が間に合わず焦っていても、母にしかその世話ができない。言い換えると「させてもらえない」ような立場なのです。母親にすれば、それはたとえ家族内でもIさんのことで迷惑をかけたくないという気持ちが強いためなのです。ケアマネとしては、母親がそうした遠慮を見せることがあれば、弟に意見を聞くようにしています。

司会　この家庭のように、どの家族同士でも互いに思いやりを示すとは限らないし、そもそも主介護者以外に家族がいない場合も当然あります。そんなとき、サポートするスタッフのみでどうしていけばいいでしょうか。

認定看護師B　家族間の関係が良好でなかったり、遠方で暮らしている場合でも、もし何かあったときにあらかじめ状況が耳に入っていなければならないため、必要なことは必ず知らせておくよう、その介護者にお願いをしています。家族がいない場合は、地域包括支援センターやケアマネジャーに情報

が届くようにしています。このケースのように母親が普段介護全般を抱え込みつつ、何かあったときには弟が一歩踏み出してくれるという関係ならば、それを踏まえたかかわりができると思います。

専門看護師　小さな子どもであろうと40歳を超えていようと、母と子の関係というのは特別なものであり、それを大事にしたかかわりが必要なのだなと考えさせられます。一方で、介護者が誰もいないというケースは今すごく増えていて、たとえば私が勤める病院では、救急搬送されるコロナ重症患者にも独身で身寄りがどこにもない40〜50代の人を少なからず目にします。そのような方々でも、直接血のつながりはなくとも何らかのかかわりがある人が誰がしかいますので、必ず聞き出すようにしています。

司会　そうしたつながりを見つけ出していくことは、これからますます重要になってくるでしょうね。
　さて、Iさんの場合、今後病状が進行していくなかで終末期を見すえたかかわりが必要になってきますが、本人や家族が納得いく形の最期を迎えるにあたり、私たちにはどのようなアプローチが求められているのでしょう。

認知症ケア専門士　いかに話し合いができるか、ということでしょうか。若年性認知症の人は年齢が若く進行も早いため、周囲が「あのとき、こうしていれば」と思いにくく、動けるチャンスが限られています。そのことを関係する皆でしっかりと情報共有しながら、望ましい方向性を考えていく必要があると思います。

司会　入院患者であれば、終末期に向けて誤嚥性肺炎の予防のために口腔ケアを徹底したり、食事介助の注意点などを病棟内で共有しやすいのですが、在宅サービスではなかなかそうした周知を徹底するのは困難です。

認知症ケア専門士　たとえば排泄についていえば、Iさん独自の対応のコツなどは母親だけがよく知っている、という状況だったのでしょうか。

ケアマネジャー　かかわり始めた当初は、まだ少しは自身で自宅のトイレに行くことができていました。今は紙パンツを利用されていて、使用し始めた頃は自分でズボンを脱ぐこともできていましたが、最近はそのつもりでも途中で手が止まってしまうためほぼ全介助の状態です。ただ、その際にもほとんど抵抗がなく、デイサービスでの入浴もスムーズであり、事業所からの報

告でも「介助で大変だと思うことはない」と聞いています。

　Ｉさんのこうした介助の受け入れを築いたのは、やはり母親だと思います。たとえば、パンツはごわごわしたものだと気持ちが悪く、なるべくパッドなども使わないなど、本人が感じることを見極めるための「サイン」をしっかりと理解されていて、察知すればすぐに風呂場へ連れて行くなど、本人が不快にならない対応をすでにこなしておられたのです。そうしたコツをデイサービスでもそのまま実施してくれています。

認知症ケア専門士　私たちが病棟の経験のなかで身につけてきた「サイン」の知識もありますよね。たとえば、排泄は食事と比例するところがすごくあって、食べ物の形態が変わると下着の形態も移り変わっていくという傾向を私たちは知っていて予測ができますよね。そうしたことを家族にもあらかじめ助言しておくことで、進行に合わせた対応が在宅でも可能になるのではないでしょうか。

認定看護師Ｂ　しかし、自宅ではそうした「サイン」を見ていたのに、デイサービスや入院先では理解されず排泄を失敗し、下着がおむつに変わって戻ってくるようなこともあります。むしろダメージを受けてしまっているのです。こうした家庭でのコツをケアプランなどを通じて事業所に伝えることはできないのでしょうか。

ケアマネジャー　ケアプランに載せるかどうかはさまざまでしょうが、私はそうしています*¹。それは非常に大事なことなので、家で行っていることをそのまま施設でも対応してほしいと伝えています。ただ、そうしたきめ細かな対応ができるかどうかはデイサービスの体制次第ですね。

司会　家族としては、自分が今行っていることをその施設でもちゃんとできるのかどうかが一番大きな不安でしょうね。こうした伝達を大切なケアの一つととらえ、その価値をもっと評価してほしいですね。たとえば診療報酬の項目に入るようにしていくべきなのでしょう。

専門医　Ｉさんと初診でお会いしたときは、ケアチームの誰もが自宅でみることは不可能だと思ったのですが、ご両親が非常に頑張っておられて「引き続きこのまま看ていきたい」と言われたことで、皆がその気持に沿おうと諦めずに協力し続けることできました。誰からも一度も「もう入院や入所しかないだろう」という意見は出ませんでした。冒頭で触れたように、残念なが

らスタートは出遅れたのですが、こうした病気についての構えを皆で共有したうえでかかわりを開始できたことは非常に大きな利点でした。今後も必要なときに必要なサービスを活用しながら、ご家族と私たちが協力してＩさんを自宅で看ていけるのではないかと感じています。

ディスカッションから見えたこと。

- 若年性認知症には疾患への理解がより求められる。経験や知識のあるケアマネジャーの選定と多職種の情報共有が重要である。
- 困難なケースでは、多職種間でそれぞれのすべきことを明確に理解し合い、情報を共有したうえでチーム連携につなげていく。
- 家族が介護を抱え込まないように模索する。主介護者以外の近親者にも役割を用意し、介護に加われるように働きかけていく。
- デイサービスなどの場所でも、本人の特徴やケアのコツを専門職が共有することでおだやかに生活ができ、家族の不安も軽減する。

もの忘れ外来に訪れる人々
本人と家族たちのエピソード

大阪大学大学院医学系研究科 保健学専攻老年看護学 教授　竹屋 泰

介護者は決して独りではない

　若年性に限ったことではないが、とくに若くして認知症と診断された方のご家族に対しては「お気持ちはわかります」などと、軽々しく言うことはなかなかできない。筆者のもの忘れ外来に訪れる患者さんのエピソードをいくつか紹介してみよう（プライバシーに配慮し、事実関係に変更を加えている）。

　50歳代男性のAさんは、一流大学を卒業して有名企業に勤めていたが、アルツハイマー型認知症のために仕事を続けることが叶わなくなった。Aさんの診断が確定したとき、筆者は直ちに看護師、薬剤師、ケアマネジャー、ソーシャルワーカーなどに応援を依頼し、病院にも地域にも、Aさんと奥様の味方となってくれる専門家がたくさんいること、奥様は決して独りではないということを、まずご理解いただくようにした。

　現在、奥様は今後の生活や疾病のことなど大きな不安のなかでも、泣き言一つおっしゃることなく夫を見守り続けておられる。初期からしっかりと連携がとれた多職種の支援があって、奥様のそうした不安を大いに軽減できたことが、再び前を向く推進力になったように感じている。最近では「夫婦生活の先は長いのだから」と、毎年恒例だったお友達との1泊旅行も再開された。そしてAさんご自身も毎日のお散歩のついでに認知症カフェに立ち寄るなど、診断から3年たった今も夫婦穏やかに生活されている。

認知症の本人と家族がうまくやっていくには

　同じく50代のBさんも、奥様に連れられ筆者の外来を受診されている方だ。しかしかれこれ5年にもなるが、神経心理学検査では認知機能は全く正常で画像検査も異常を認めていない。奥様のお話によると「最近、株式投資に失敗するようになった」「私が部屋の掃除をしろと言っても、しようとしない」とのことである。以前からそうであったご様子なので、少なくとも現

段階で認知症ではないことを多くの時間をかけてていねいに説明したつもりだったが、奥様は納得がいかない様子で「こんなに私が困っているのに、治療薬がないとしたら、一体夫をどうしたらよいのでしょうか？」と、食い下がってこられる。

しかたがないので当初は半年ごと、今は１年ごとに認知機能検査を続けているが、幸いにもＢさんの認知機能は変わらず正常で、奥様が不満そうなのもお変わりはない。このご夫婦が受診される時には看護師さんに予診をお願いしており、その段階で患者さん（？）と奥様のお話を聞いてもらえることが、夫婦間のとても良いガス抜きになっているようだ。筆者はというと、乗りかかった船だと思って今後もこのご夫婦を診ていくことに決めている。

介護者と認知症の人は一心同体で、介護者が笑えば認知症の人も笑うし、介護者が怒れば認知症の人も怒ってしまう。どちらもあまり頑張りすぎず、お互いに少しずつわがままを言って、両方が同じくらい辛抱するのが長く続くコツだと思う。そうした関係を維持できるように多職種で支援することが、今のところ一番理想的なサポートではないかと思う。介護者と認知症の人がうまくやっていくための秘訣は、ある意味で夫婦円満のそれと少し似ているのかもしれない。

「あなたは10年後、必ず認知症になるでしょう」

筆者のもの忘れ外来では、若年性認知症が疑わしい患者さんに対して全例に髄液検査を行い、神経病理学的な確定診断を実施するようにしている。10万円ほどするELISAキットという実験器具を用い、大学の実験室で私たちが測定を行うのだが、測定項目には保険収載されていないタンパク質も含まれており、未だ医療保険で費用が賄えないため大学の研究費でなんとか賄っている。ごく微量のタンパクを測定する必要があり、始めた当初は私たちの技術が伴わないせいで、実施するたびに値が異なっていたり、用いる実験器具の品番が異なると値が変わるなど、なかなか正確に測定ができず苦労の連続だった。

採取した髄液を、２人の異なる測定者が２回ずつ測定し合計４回分の結果が合致するまで、当初は何度も測定を繰り返していたが、研究チームのメンバー全員の努力によって徐々に正確なタンパク量を安定して測定できるようになった。現在は、日本でも有数の髄液バンクに育っている。

この髄液検査は、頭部MRIや核医学検査以上にアルツハイマー病を正確かつ早期に診断できるため、希望される患者さんが全国から集まってくる。50代のＣさんもその一人だ。独力で事業を立ち上げて年商数億円もの会社

へと成長させ、大勢の従業員を抱える女性社長である。日常生活でのわずかなもの忘れが気になり始めて、当外来を受診されたのである。仕事一筋で独身のため、もしアルツハイマー病だったら後継者に会社を譲りたいと考えているそうだ。

「先生、私、先日人の名前がうっかり出てこないことがあったんです」とCさんは真剣な眼差しで訴える。幸い、神経心理学検査の結果は全く異常がなかったので、髄液検査を行う必要性はあまりないことをていねいにご説明したが「そのために九州から来ました。検査してもらうまでは帰りません！」と強く希望され診察室から出て行こうとしない。降参した私は「そんなにご希望されるなら……」と入院の手配をしたが、後日出た結果はやはり正常だった。Cさんは満面の笑みをうかべ、安心して地元へ帰って行かれた。

しかしふと、もし結果がアルツハイマー病だったとしたら自分はどうしていたかな、と考えた。髄液検査ではもの忘れが出現する10年以上も前にアルツハイマー病を診断できる場合がある。もしそうだとすれば、私はCさんに「あなたは10年後、必ず認知症になるでしょう」と説明していたのだろうか。今のところそのような例はないのだが、そうした過酷な説明を受けることになる患者さんの心のケアを、看護師と協働して支援していく必要性を強く感じた。読者のみなさんがもしその立場におられたら、看護師としてどのような支援を行うだろうか。

第3章　若年性認知症をもつ人に特有の問題

初診後のサポート体制をどう構築するか

公益財団法人 浅香山病院 精神保健福祉士　**佐古 真紀**

「二極化」する受診者たち

　認知症は誰もがなりうるもので、家族や身近な人も含めると多くの人にとって今や身近な疾病となっている。しかし、いざ自身や大切な人が認知症と診断され、それも比較的若い年齢でその事実を突きつけられたとしたら、すんなりと受け止めることは簡単ではないだろう。誰もがおそらく疾患の知識や治療法について徹底的に情報収集し、どうにかして進行を防ぐことはできないかと試行錯誤するだろう。病気の進行への不安、今ある何気ない日常が当たり前ではなくなることへの恐怖を抱えながら、「いったい、これからどうすればいいのか？」と途方に暮れてしまうのではないか。

　厚生労働省が令和元年6月に取りまとめた認知症施策推進大綱には「認知症の発症を遅らせ、認知症になっても希望を持って日常生活を過ごせる社会を目指し認知症の人や家族の視点を重視しながら〈共生〉と〈予防〉を車の両輪として施策を推進」することが基本的考え方として掲げられている。しかし「認知症との診断を受けてもその後の人生に希望を持って生きていく」ことは、言葉でいうほど容易なことではない。

　診断に至る経過や受診のタイミングは実に人それぞれだが、ここ数年の実感として、病院を受診する患者層が二極化しているように思える。世の中で認知症の普及・啓発がかなり進んだことにより、比較的早い段階で「もしかすると認知症ではないだろうか？」と心配した家族や職場などが本人に受診を勧めたり、自ら心身の変調に気づいて不安を感じ相談に来られるケースが以前に比べ確実に増加している。一方で、発症後も長年受診に至ることなく認知症が高度に進行してしまい、生活上のさまざまな支障を来し始めてよう

やく周辺の人から相談があり、やっとのことで受診に至るケースも少なくない。人間関係が希薄になったため、地域の中で孤立している人がいかに多いかを思い知らされる。

"認知症との診断を受けても、その後の人生に希望をもって生きていく"ために、私たち支援者にできることは何だろうか？ 認知症疾患医療センター（以下：センター）に勤務する相談員の立場から考えてみたいと思う。

診断前支援～始まりは相談支援から

センターの相談員に期待されている役割は、大きく2つに分類される。1つは初診前医療相談（診断前支援）で、もう1つは認知症と診断をされた後の支援（診断後支援）である。

診断前支援においては相談者の「入り口」部分での対応をほとんどのケースで相談員が担っており、そこではまずていねいな聴き取り・情報収集をすることが求められている。具体的内容は「いつ頃からどのような症状があるのか」「緊急性はないか」「これまではどのように対処してきたか」「仕事や家族・地域との関係性」「相談できる人がいるか」「経済状況」「社会資源の活用の有無」といった本人の生活状況を具体的にイメージできる詳細な情報である。

とはいえ熱心なあまり、まるで尋問のように質問攻めとなってしまうことは避けたい。相談に来た人は何かしらの不安や心配、ときに挫折感や疲労感を内面に抱えて相談員の前に現れる。私たちは、縁あって"ここ"にたどり着いたその人の行動を支持し、自身がどのような思いで"ここ"へ相談しに来られたのか、受診することで何を望み、何に困っているのかを的確に汲み取り、ねぎらいの気持ちをもって受け止めたいと考えている。受容的・共感的な対話を心がけることが、相談に来る人自身の不安を軽減することにつながり、これから支援者と信頼関係を形成していくことにつながっていくのである。

こうしたていねいな聴き取り・情報収集は、本人の置かれている状況を正確に把握し総合的にアセスメントすることを可能にする。身体的な急変の有無など危機的状況への速やかな対応の判断にも、前提として認知症の各疾患ごとの特性や初期～進行過程で出現する症状とそれに伴う本人の変化、家族の介護負担などの理解が必要である。また、疾患に関連して引き起こされる問題への適切な介入や、解決に向けて支援していくための知識とスキルも習得しておかねばならない。さらに介護保険や障害福祉サービス、指定難病医療制度に関する知識や、権利擁護に関する知識などを習得するだけではな

く、生活支援が必要な人を社会資源につなげるための情報と具体的な手立てを、実際の生活に落とし込める形で把握しておくことも重要である。

そのほかにも、これから診断を担う医師や心理職、ケアを担当する看護師など多職種に生かせる情報をいかに収集し役立つ形で提供できるかといった力も求められている。これらには極めて高い専門性が必要とされており、質の高い支援を適宜的確に行うため相談員は自身の対応力・質向上の努力を怠ってはならない。

診断後支援〜支援者との信頼関係の構築

診断後支援の核となる初診後のサポート体制の構築は、相談員が取り組む重要な実践課題の1つである。センターの役割は、認知症の鑑別診断と治療方針の選定を行いかかりつけ医に戻すことで終わるのではなく、そこから始まるのだ。とりわけ若年性認知症の場合には特有の生活問題が生じやすく、医療面のケアと並行して早期より生活面の支援体制を構築していくことが求められる。

しかし、診断がついた時点ですでに認知機能の低下が出現しており、本人がしっかりと病識をもつことや認知症そのものの理解を得ることが難しい場合が往々にしてある。仮に告知の場面では理解が得られたとしてもその後の経過のなかで記憶が薄れてしまい、病識を持続させることがとにかく難しいのだ。そうしたなかで本人の生活に介入しようとすると「自分はどこも悪くない、もの忘れもない、何も困ってないから支援も必要ない」と、かかわりを拒まれたり抵抗を示されることも少なくない。

支援介入初期には、サービス導入を目的とした介入をする以前に、本人や家族との信頼関係の構築を目的としたていねいなかかわりが求められる。まずは、本人や家族が認知症の告知をどのように受け止めているのか、生活上の不安や心配はないか、本人の人柄やこだわり、思想、趣味や日課といった日常生活のありようを知る。本人がこれまでの人生をどのように生きてこられたのか、どのような職業についておられたのか、家族との関係や思い、地域社会との交流の有無など、さまざまな情報を聴取するなかで本人の価値観や大切にしておられるものが見えてくる。支援者は、本人や家族の思いをありのまま受け止めてそこにかすかな不安や心配を感じ取れば、彼らに寄り添い真摯に向き合いながら対応策をともに考えていく。支援者との信頼関係はこうした過程の積み重ねによって醸成されるのである。本人や家族が認知症と診断を受けても、その後の人生を前向きに生きていこうと思えるようエンパワメントにつながるかかわりが必要とされている。

実際には、センターの相談員が直接的な支援を継続することは現実的ではなく、残念ながらそのためのマンパワーが備わっているわけでもない。自分たちにできることは、本人が暮らす地域の中に核となる支援者をみつけること。そして、本人から得られた貴重な情報を次の支援者に引き継ぐこと。その際には本人や家族の望みと気持ちに加え、かかわった支援者の思いも十分に伝えていきたい。そして本人が住み慣れた場で安心して暮らしていけるような支援体制の構築と、さらにその地域支援者をバックアップできる重層的な支援体制を構築していくことが求められる。

診断後支援〜障害受容の過程のサポート

　認知症の診断に至る経過や受診のタイミングは人それぞれであり、告知後の病気や障害の受容過程もさまざまである。診断直後にはまず、この障害受容の過程をサポートしていくかかわりがとても重要だ。認知症の受け入れがうまくできない場合、その後必要となる治療やケアへの抵抗・拒否につながり、支援の介入に困難を来すことが少なくない。告知後の障害受容の過程では、認知症を診断した医師だけでなく外来看護師や精神保健福祉士、かかりつけ医、認知症地域支援推進員、ケアマネジャーなど多職種が連携して本人や家族にかかわっていくことが有効である。加えて、認知症本人の会や家族の会も非常に効果的なかかわりが期待できる場となっている。

　筆者が勤務する病院には、作業療法士と心理士（ときに認知症看護認定看護師や精神保健福祉士も参加）が運営する若年性認知症本人の会（外来作業療法のグループワーク）があり、参加者が安心して楽しく活動できる場を提供している。訪れるのは病識がある人もいれば、病識はないが抵抗感がないかもしくは抵抗感を示しながらも周囲のサポートでどうにか参加している人などさまざまである。継続的な参加者は帰りがけにはいつも「またね」と笑顔で、翌週また仲間に会えることをとても楽しみにされている。そこは、たとえもの忘れがあったり多少うまくできないことがあっても誰かに咎められたりせず、むしろ笑い飛ばして「全然気にしなくていいよ、大丈夫」と、ありのままでいられる居心地の良さがあるのだ。安心が保障される雰囲気がもたらす効用は何ものにも代え難く、家庭での日常生活にも張り合いや潤いがもたらされ「この会に参加するようになって本人に笑顔が戻った」「明るくなった」と、ご家族からも喜ばれている。

　また、本人の会が行われているあいだ、並行して別のスペースで家族の交流会も実施している。運営しているのは精神保健福祉士で、ときに医師や認知症看護認定看護師が顔を出すこともある。以下に紹介するのは、参加家族

の声である。

「ここに来る前は認知症のことは何もわからなかったが、先生やみなさんの話を聞いて行くうちに少しずつ認知症のことがわかってきた。以前は妻が何度も同じことばかり言うと怒っていたが、今は全く腹が立たなくなった。さっき言ったことも本人は覚えてないんやな、かわいそうやなと思えてきて、余裕をもって聞けるようになった」

「こっちがやさしく言うと、本人も安心するみたい。お父さんやさしいねって喜んでる」

「はじめのうちはなんで妻がこんな病気になったんやろ、何も悪いことしてないのに と納得がいかなくて、認知症になった原因探しばかりしてたが……なってしまったものはしかたがない。どうやったら進まないようにできるかと思うようになった。本人はデイサービスに行くのも "あんな年寄りが集まるようなところには行きたくない。なんで私が行かないといけないのか" と、最初はずいぶん嫌がったが、"先生が行ったほうがよいと言うから" と説得した。最初のうちは他の人をお世話しに行っている感覚でいたが、今は顔馴染みができおしゃべりして楽しそうに過ごしてる」

　家族同士の交流の場は、本人への対応方法や工夫、社会資源など役立つ情報の共有、新たな知見の発見、気持ちのわかちあい、そしてときには家族が本人とのかかわりを見つめなおす機会となり、認知症とともに生きていくことを徐々に受け入れていく過程を支えるものになっている。

診断後支援〜サポート体制の構築

　認知症は進行性の疾患であり、これまで当たり前だったことが徐々にできなくなっていく疾患である。日常生活を送るうえでのさまざまな困難をもたらすと同時に、本人や家族にたいへんな苦悩や不安を生じさせる。こうした課題に対して私たち支援者ができることは何だろうか。

　通常、センターでの鑑別診断後は地域のかかりつけ医が日常の診療を行うが、若年性認知症のように専門的な治療や介入が求められるケースについてはセンターが継続的にフォローしていく。その際、かかりつけ医が継続して診ている他の疾患も含めて医療と介護が分断されることなく、本人の生活を支える両輪としてうまく機能するよう連携していく必要がある。それぞれがしっかりと情報共有し、必要時に連携できる体制を日頃から築いておくことも重要である。なぜなら、他の持病の悪化や薬の副作用などでBPSDが出現したり、認知症の症状が急に悪化したように見えることもあるからだ。また進行が進み終末期になると誤嚥性肺炎や尿路感染症などの身体合併症も発症

しやすい。症状の変化に気づき的確な見極めとそれに見合った医療が提供できるように、私たち支援者もかかりつけ医と密に連携していく必要がある。

　本人を支えるメンバーが一つのチームとなって医療・ケアを実践していくために、合同カンファレンスを実施することが望ましい。そこではチームの全員が情報を共有し、医療とケアの方向性を一致させることに主眼を置く。本人がこれまでどのように人生を生きてこられ現在に至っているのかを知り、これからどう生きたいか、どのような医療・ケアを受けたいか、何を大切にしたいと思っているのか本人や家族の思いを汲み取り、チームの各々がどういった役割を担うのか明確にしておくことが重要である。

　私たち支援者は今を生きる本人を支えつつ、同時にこれから先に生じるであろう生活上の困難をある程度予測しながらともに立ち向かう準備をしていくことができる。認知症になっても住み慣れた地域での暮らしを安心して続けられるように、本人や家族とともに悩み考え支えるサポート体制を構築し、苦悩や不安をわずかでも軽減できるよう支援したい。

おわりに

　「認知症になってよかったこともある。2人で過ごす時間が増えたし会話も増えた。出かける時は手も繋ぐようになった。もし病気にならなければこんなふうに過ごせる時間を大切にしようとは思わなかったかもしれない」「こうして素敵な仲間に巡り合えたのも認知症になったから。ありがたいと感謝している」。

　これらは若年性認知症の家族交流会に参加していたご家族の言葉として、ずっと筆者の心に残っている。認知症になることは絶望ばかりではないのだ、と勇気づけられる。どんな状況にあっても幸せを見いだせる、そんな生き方ができることは素敵だと思う。

　「認知症との診断を受けてもその後の人生に希望をもって生きていく」。誰もがそんな生き方ができるよう支援者としてかかわっていけたらと思う。

「働くこと」をどう支えるのか

特定非営利活動法人 いねいぶる*1 理事長（作業療法士）**宮崎 宏興**

＊1：兵庫県たつの市を拠点として、障害者自立支援法に基づく障害福祉サービス事業の運営および地域生活支援事業のほか、精神障害者小規模作業所の運営、障害者および家族への相談支援事業など、障害者がよりよく社会活動・生活活動を行えるようにしていくための啓発広報活動に取り組んでいる。
https://enabletatsuno.com

はじめに～尊厳のあるその人らしい働きかた

　1919 年に設立された国際労働機関 (ILO) は、"労働を通じて、社会正義を高揚し、人間の権利、尊厳、平等を促進させること"を使命とし、障害者のリハビリテーション、訓練、雇用、社会への統合に向け努力し続けている。また、1999 年には同機関のファン・ソマビアが「働きがいのある人間らしい仕事」と訳される"ディーセント・ワーク"(decent work) を提唱しており、これは若年性認知症のある人にとっても重要な視点であろう。私たちの社会には、本人の尊厳を保ちながら働き続けられる生活を保障するために、可能な限りその権利や社会保障と対話の機会を大切にし、さまざまな就労生活の支援を推進することが求められている。

まずは今の雇用が継続できる道を模索する

　若年性認知症の診断を受けた時に、もし雇用されている状態であれば、今後も引き続き就労の継続が可能かどうかが課題になる。本人や家族はもちろん、職場にとっても困難な状況であるため、就労支援者は相互の意向や状況を把握しつつ、ていねいに対応していく必要がある。若年性認知症を患ったショックや今後の見通しが立たない生活不安、今後の生活が安心で幸福なものでありたいと望む想いが常に交錯し続ける本人に寄り添いながらかかわる姿勢を大切にしたい。そしてこうした心もちは、今後の関係性が続く限り必要であり続ける。

　まず、①働き続けることについての本人（家族）の意思確認、②病気につい

① 「働き続けたいか？」(本人や家族の意思)
② 職場や同僚への病気の開示の有無
③ 企業の人事課や総務課など相談窓口の確認、産業医の有無 (それにより関与方法が異なる)
④ 労使契約、異動、時短、休業補償、職務制限による減給といった就業規則の確認
⑤ 法定雇用対象企業の場合、精神保健福祉手帳を取得し法定雇用率のカウントも視野に入れ雇用継続を相談
⑥ 雇用継続に取り組める状況であれば障害者職業センターの利用も検討
⑦ 休職による傷病手当の受給
⑧ 退職による失業給付金の受給

図1　雇用の継続を考えるうえでのポイント

て職場の誰にどの程度説明を行うのか、③職場の相談窓口の確認 (人事課、総務課など) と、産業医の有無 (いる・いないによって関与方法が異なる) の確認、④就業規則の確認、⑤ (法定雇用対象企業の場合は) 精神保健福祉手帳を取得した場合、法定雇用率へのカウントによる雇用継続の可能性があるか、⑥もし雇用継続が可能であれば障害者職業センターの活用などさまざまな方法を検討していく。そして、検討の末に、休職や離職を選択する場合も、経済補償として、⑦傷病手当金や、⑧失業給付金などの利用に関する情報提供や専門機関へつなげることが望ましい (図1)。

就労継続のうえで必要な支援のポイントは？

就労の継続に向けた支援を行う際には、そのために要する時間とタイミングが重要である。以下に大切な視点を挙げる。

1. 慣れること

馴染みのある働き場所や新たな職場でも、作業や環境に慣れる時間を最大限に確保することが、本人と職場の同僚が安心して相互理解を深めるうえで最も効果的である。細やかな説明や根拠を示しながら時間と場所を共有できれば双方に安心と信頼が生まれ、「今後もこの職場でやっていけるな」という感触が得られる。

たとえば、休憩時間の職場の人との過ごし方から互いの関係性を見立てることもできる。うまく就労が定着できるかどうかの要因として、職場内で孤立が起こらないようにマッチングすることも重要な視点の一つである。ま

た、通勤時間やその手段にも慣れていく必要があり、この点でも時間を最大限に確保する必要性がある。

2. 仕事と環境の見立て

　仕事と環境の見立てには、作業手順や指示ラインなど「見える部分」はもちろん、音や匂い、明るさ、衛生といった「感じる部分」によって就労継続が左右されることにも考慮が必要である。さらに職場における適度な人数、好ましい文化や風土、対話に応じられる時間の融通、包摂的態度といった「見えない部分」も、安定した就労継続に与える影響が大きい。

3. マッチング

　ここでのマッチングとは「適正さ」であり、難易度を指す言葉ではない。就労を通して本人がどのように貢献できるのかを考えつつ、現在行っている作業だけでなく、本人の能力を見定めたうえで新たな仕事を見つけ出し、これまでの作業の見え方や意味を変えていくことが有効な場合もある。

4. ナチュラルサポート

　本人と職場の人たちが安心して就労継続していくためには、前向きな対話や新たな風土がどのように育まれるかが重要となる。支援者はそうした場の醸成に気を配りながら、本人を取り巻く人々がアイディアとサポートを創発できるよう働きかけることが求められる。決して支援者が考えた特別な方法を定着させることが目的ではない。また、就労が安定的に継続され始める時期になると、干渉のしかたによって支援者の存在自体が就労継続を阻む場合もある（本人にとって、支援者を介さなければ職場の人と関係が維持できない状況は望ましくない）。したがって、かかわり方を徐々にフェードアウトしつつ、必要に応じて随時支援できる体制を維持していくようになる。

辞めてしまったら、もう働くことはできない？

　若年性認知症を患い離職をした場合、「もう働くことはできないんだ」と周囲から思われがちである。自身も少し難しそうだと「あ、もう無理だ、できない」と思い込み諦めてしまう場合も少なくない。しかし、本来働くというのは、自分が得意だと思っていること、もしくは他者の役に立てると思っていることに時間と労力を費やす行為であるべきで、苦手なことを克服するプロセスではない。

　「認知症になるとやがて病状が進行するのだから、もう働くことはできな

い」と周囲から思われてしまうことは不利益でしかない。もちろん障害や心身の状態次第では、「無理をしなくていいんだよ」といった対応が必要な場合もあるだろう。しかし病気の有無にかかわらず、人は頑張りたいと思う気持ち、苦労したいという気持ちによって自己成長していくことを忘れてはならない。

次に、可能な限り就労を継続できた2つの事例を紹介する。

事例：本人の適性に合わせて職務内容を変更しながら雇用を継続

Aさんは60代前半の女性で、親族が経営する化粧品販売店で営業職に就いている。もともとは同じ店で販売員として働いていたが、顧客への連絡を忘れたり商品の発注ミスなどでトラブルになることが増え、病院を受診したところ若年性認知症と診断された。

自分一人で外回りの営業活動をすることができず、周囲からのサポートも困難なため、内勤に職務変更し電話受付や来客者対応、DM封入などを担当しながら就労継続が可能かどうかを見定めていった。幸い同僚たちも親族であったため、職場環境の検討に必要な協議は随時行うことができた。

だがDM封入作業でもミスが目立つため、電話の引き継ぎと手土産の準備、来客者へのお茶出しや雑談係といった役割が主になり、人員に余裕がある夕方のみの短時間勤務に雇用契約を切り替えた。Aさんからは「私、認知症になったから、役立たなくなっています」という言葉が聞かれていたが、来客者と談笑している姿には絶え間ない笑顔が見られていた。また、手土産の梱包作業で必要な個数を準備する際に間違いが多いため、数えなくてもいいようにピッタリと数が収まる段ボールを用意することで、不備が生じないよう工夫した。

こうして順調に就労継続していたが、次第にいつも一緒に働く親族と口論になることが増え、本人・周囲ともに負担が大きくなったため、退職して障害がある人が利用する地域活動支援センターに就労することになった。

「仕事は辞めてしまったけれど、自分が役に立つことが（同センターに）あるなら行ってみたい」とAさんは語り、居場所としての意味を見出しながら自分自身に合った働き方で暮らしている。

障害福祉サービスを働く場の一つととらえる

障害者総合支援法に基づく障害福祉サービスには、就労移行支援、就労継

続支援、就労定着支援、地域活動支援センターがあり、本人の就労適性や希望をもとに働く手段を選択できる。

1. 就労移行支援

　就労を希望する65歳未満の障害のある人に対し、生産活動や職場体験などの機会を提供することを通じて、就労に必要な知識・能力の向上に必要な訓練や相談の支援を行っており、一定期間（原則2年間）で一般就労に要する知識および能力を養い、本人の適性を考慮した職場への就労と定着を目指していく。他に、あん摩マッサージ指圧師免許、はり師免許またはきゅう師免許を取得し就労することを目的とした、養成施設型就労移行支援もある。

2. 就労継続支援A型・B型

　一般企業などでの就労が困難な障害をもつ人に、働く場を提供するとともに、知識および能力の向上に必要な訓練を行っている。労働性を求め、最低賃金保障や雇用保険への加入（原則週20時間以上の労働を要する）による雇用契約を締結する就労継続支援A型事業と、労働性を求めず生産活動などを行う雇用契約を結ばない就労継続支援B型事業がある。また近年では、より積極的な就労支援のために、就労継続支援事業所の職員と利用者が複数名で企業へ出向き、企業内にて生産活動などを行う施設外就労への取り組みも増加している。

3. 就労定着支援

　一般就労へ移行した障害のある人に生じる、生活面の課題に対応する目的で企業・自宅などを訪問したり、障害者が来所するかたちで必要な連絡調整や指導・助言などを行っている。就職後半年間は、それまでに利用していた就労移行支援事業所や就労継続支援事業所などから職場定着支援を受けるため、それ以降3年間を上限とした支援となる。

4. 地域活動支援センター

　障害のある人を対象に、創作的活動、生産活動、社会交流活動などの機会を用いた支援を行う。地域の居場所的機能があり、相談支援や地域交流、予防的事業まで、地域の実態に合わせた多様な運営が行われている。

　以下に、障害福祉サービスに基づく就労支援を利用して、生活を再建した事例を紹介する。

事例：就労継続支援を日中活動として活用し、働き続けられる暮らしを再構築

B さんは50代後半の男性である。仕事場で大きなミスが目立つようになったため、上司とともに病院を受診し若年性認知症と診断された。退職して自宅療養となっていたが、夫婦で相談機関に来所し、就労継続支援 B 型事業所を利用することとなった。

本人は「家にいてもボーッとしているだけ。何かできることがあればやります」と話し、妻も「認知症の進行が不安です。少しでも長く社会とのつながりをもって暮らしてほしい」と、それぞれの希望を語っていた。そこで会社勤めのときに携わっていた屋外での作業に類似する鉄道駅舎の清掃作業グループに参加し、就労生活習慣の再建と社会交流の機会創出を目的とした就労支援が開始された。

B さんは「一般の仕事はできない体になったから、福祉施設で働いてリハビリしたい」と語り、作業に慣れながら就労生活習慣を定着させていった。他の利用者からの信頼もあり（とくに、就労経験のない利用者にとって長期間の就労経験者は憧れの存在になりやすい）、頼られることが嬉しそうであった。その後、徐々に症状の進行がみられるなかで、当初は清掃作業グループの中心的な存在だったのが徐々にその立場を失っていったものの、これまでの利用者との信頼関係から肯定的なナチュラルサポート（p.3 を参照）も多く得ながら、ADL の身体介護が必要となる頃まで就労を継続できた。

その後、B さんは就労継続支援 B 型と介護デイサービスとの併用期間を経て、介護保険下のサービスへ完全移行された。就労支援サービスで働き続けながら、介護保険サービスにソフトランディングできたため、社会的に孤立せず安定した生活を送ることができた。

マッチングとの重要性：症状の進行に応じて柔軟な就労適性を見定め、分析し、協業する

就労を支える要素には、「見える部分」と「見えない部分」がある。作業内容・モノや道具・人・ライフスタイルなどが前者であり、作業の設計・対話・共感・コミュニティなどが後者に当たる。症状の進行の程度によって、柔軟に「見える部分」を変化させられるよう、常に「見えない部分」を積み重ねていくことが必要である（図2）。

そのためには、①利用者本人の心身状態と能力を見定めること、②仕事（課題）の特性や工程を分析すること、③仕事仲間と協業することが重要であり、

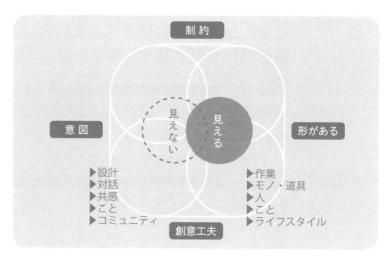

図2　就労を支援する際のポイント

　これらのバランスがとれた就労への働きかけが原則となる。そして希望する就労が明らかに困難なものでないかどうか、習得するまでにかかる労力と時間の見立てや、自助具ほかさまざまな工夫の導入などを詳細に見定めていくことで、より定着性の高い就労継続を実現できるだろう。

　まず、明らかに困難と思われる課題や工程については早期に判断し、別の作業を再検討する必要がある。次に、慣れることによって習得できそうな作業については、習得までにかかる期間によって関与の仕方が変わってくる。たとえば就労定着に中長期の時間を要すると考えられる場合には、本人が費やす努力量とそれに見合う成果が見込めるかどうかや、将来症状が進行しても徐々に作業内容を変更しながら、長期に参加し続けられそうな作業の設計をあらかじめ検討しておくことになる。そしてもし就労定着が見込めない場合には、別の仕事を再検討することになるだろう。

　また、短期間で慣れそうな仕事については、それに費やす労力に見合った成果が期待できるため、早期に環境適応や就労定着を促進するうえで優れた選択となり自信や達成感を得やすい。しかし、反面「つまらない」「この程度の（簡単すぎる）作業は幼稚だ」と受け止められた場合には、就労意欲が早期に低下しやすいため、"慣れる必要がなく、すぐにできる作業"による対応を考慮しておかねばならない。

　"慣れる必要がなく、すぐにできる作業"は、一見最良のように思えるが、それは達成感や尊厳が得られる機会の乏しい作業とも言える。そうならないためには、負荷のかけ方に配慮しつつ作業速度や精度・責任（裁量範囲）・前後の段取りを任せるなど、付随的価値を高めることで就労の継続性が期待できる場合が多い。

またさらに自助具や作業環境、工程、道具や材料の工夫によって格段に作業を容易にできることもある。しかし気をつけなければならないのは、馴染みのない方法や道具を用いることで、かえって混乱を来す場合も少なくないため、あくまで本人の能力を充分に見定めたうえでの検討が望ましい。これらの見立てをもとに、作業遂行の状況に応じた柔軟で自在な就労支援が求められることを押さえておきたい。

おわりに～若年性認知症のある人と就労支援

就労には働く内容によって自分（1人）でもできる部分と、できない部分がある。その2つの近接領域には、他者と同じ場所や時間を共有しながら働くことで、「(1人で) できるかもしれないし、できないかもしれないけれど、周囲の協力や環境の調整があればできるかもしれない」という「伸び代」が存在する。これは、症状の進行に伴い変化する就労適性を見立て、働く内容や環境を自在に調整しながら、より長く働きながら暮らしていくための、その人固有のライフスタイルをつくり続ける必要を意味している。それは人に優しい職場をそこにいる人々が醸成していくことにもつながるだろう。

他者とともに働き続けられる環境というものを考えるとき、そこには徒弟制や正統的周辺参加と呼ばれるような働き方の継承や協調も必要だが、それとは別に「どんなに軽い仕事でも、なくてはならないもの＝正統的」ととらえながら、病気の進行に伴い中心から周辺に移行していく本人の立ち位置に常に寄り添い、可能な限り参加を保障していく考え方が、これからますます求められてくるだろう。

急激に言葉がわからなくなってしまったら

愛媛大学医学部 看護学科 講師　柴 珠実

はじめに

　ここでは、若年性認知症の原因疾患として知られている前頭側頭型認知症（Frontotemporal dementia：FTD）およびそのサブタイプのなかでも、とくに言葉の症状が顕著で初期から意思疎通が難しくなる意味性認知症（Semantic Dementia：SD）の人と介護者へのサポートについて述べる。

疾患の特徴

　FTD は主に言語、性格、行動、認知などに関しさまざまな進行性の変化を示す疾患[1]である。その名称や分類の方法は変遷を経ており、現在のところ前頭葉および側頭葉における萎縮の分布に応じて異なる臨床症候群、すなわち行動障害型前頭側頭型認知症（behavioral variant frontotemporal dementia：bvFTD）と言語障害型前頭側頭型認知症（semantic variant frontotemporal dementia：svFTD）に分類されている[2]。SD は svFTD のサブタイプのひとつであり、脳画像検査では MRI における側頭葉前部の萎縮、あるいは SPECT/PET における側頭葉前部の血流低下または代謝低下が認められる。

言葉の症状

1. 意味記憶の障害：語義失語と相貌失認
　SD の初発症状は、言葉の意味や概念、知識、顔や物を見てそれが何であるかがわかることなど、意味記憶と呼ばれる記憶が選択的に障害されるという

ものである。

　たとえば SD の人に対して鉛筆を指さし「これは何ですか」と尋ねると「わからない」「書くやつ」などのように相手は表現する。これは、物品にぴったり合う〈鉛筆〉という名詞は思い出せないが、どのように使うものかを忘れているわけではないという状況である。通常、言葉が出てこないときにヒントとして最初の1音節を教えてもらうと思い出せる場合があり、これを語頭音効果と呼ぶが、SD の人ではその語頭音効果が得られない特徴がある。したがって仮に「え」「えん」……と、ヒントを増やしても〈鉛筆〉という単語は出てこないが、自宅に帰ってから「鉛筆がない」などのように自然と口に出ることがある。

　また、いくつかの物品のうち「鉛筆はどれですか？」と尋ねると、本人は「えんぴつ」という音は聞き取れるがその言葉の意味がわからないので、逆に「えんぴつって何ですか？」と聞き返す。このような症状を語義失語という。60歳で SD と診断された A さんは、自らの症状について「言葉自体を忘れているわけではない。肝心なときには出てこないが後で不意に出てくる。新しい仕事がまだまだ覚えられるというのに、こんな簡単な言葉もわからなくなると思うと、明日が不安だ」と述べている。

　一方、右側の側頭葉の萎縮が強い人では、意味記憶障害のなかでも顔を見て誰なのか判別できないという相貌失認[3] の症状が強く出現する。相貌失認は自覚しにくいという特徴があり、顔のみならず声を聞いても誰なのかがわからなくなり、親戚や知人に声をかけられても通り過ぎるなどするため、身近な人々が異変に気づく。64歳のときに SD と診断された B さんの受診のきっかけは、葬儀に参列した際に親戚や知人の顔がわからず、居合わせた人々が驚いたというものである。人の顔に限らず、有名な建物や風景などよく知っていたはずのことに関する視覚情報としての知識が失われていくので、たとえば道路交通標識の理解ができなくなる。B さんは自分の運転技術には自信があったものの、周囲の説得により運転免許証を返納している。

　このような、意味記憶の障害から始まる認知症があることは一般的によく知られているとは言えず、本人に異変の自覚があったり家族や周囲の親しい人が異変を感じたりしていても、若年であるがゆえに受診行動が遅れたり、逆に早期の正確な診断が難しいために別の病気と誤診され、診断までに数年が経過していたりすることがある。

　本人は言葉が話せなくなり、言いたいことが通じない恐怖や不安の渦中にあり続けていると推測されるが、家族も SD という疾患を理解するには時間を要する。地域によっては、認知症の家族会に参加してもアルツハイマー病（Alzheimer's disease：AD）の介護者ばかりで、SD に関する情報はほとんど得ら

れないという悩みをもつ介護者もいる。SD の人と家族を支える医療者は、疾患についての専門的知識を備え初期からの多職種による連携を図り、当事者が長く在宅で生活することができるよう体制を整えていく必要がある。

〈C さん（60 歳代・SD）〉

「言葉がわからなくなって、ほとんどわからないです。だめです。言葉がわからない。料理はつくれるんだけど」

→初期には会話ができるが、次第に言葉が出にくくなり、相手が話していることの意味がわからないので双方向のやりとりが難しくなっていく。

→意味記憶が保たれている物品であれば、実物、写真や絵などを見てそれが何かを理解したり扱ったりすることができるので、慣れたメニューであれば一人でつくることもできる。

〈D さん（50 歳代・SD）の介護者〉

「本人が“人の名前がわからない”とか、“漢字がわからない”とか言ってくることが何回かあって、おかしいなと。最初に行った病院では年齢相応ですと言われて、忘れることは誰にでもあるから病気につながっているとは思いもしませんでした。前の病院では AD ですと言われて、え？ 認知症？ まさかって。3 カ所目の病院で SD だと言われました」

→AD の初期は近似記憶障害・見当識障害が特徴的であるが、言葉が出てこない症状を物忘れだと思われて AD の診断を受けていたり、専門機関が少ないために診断までに時間がかかっていたりする場合がある。

2. 他者の感情を認識する能力の障害

FTD の人では、発症の初期段階から他人の心の状態（心の理論）、共感性、社会規範、道徳的推論を意識する能力などといった他者の感情を認識する能力が障害される[4]。これは、病前にはできていた適切な立ち居振る舞いやマナー遵守などができなくなることを意味している。家族が初期の些細な変化を特定してうまく説明することは困難であり、「ちょっと変わったなと感じるというか、その、それほど悪いとかではなくて、微妙に」[5]などのように述べられることが多い。また、その原因が認知症によるものとは想定もしていない時点では、仕事のストレスや加齢などによって本人の性格が変わったのだろうかと、身近な者が思い悩む場合がある。

疾患の進行とともに、場にそぐわない発言や行動のほか、相手への思いやりの欠如や身だしなみへの無頓着などがみられるようになると、本人は家族を含めた周囲の人々に誤解されたり、社会の偏見の目にさらされたりしやす

くなる[6]。そしてこれらの症状は介護者に孤独感や喪失感、怒りなどをもたらす[7]。

　さらに、小森ら[8]が「前頭側頭葉は、より後方の脳機能を制御し、抑制する働きがあるため、しばしば保たれた脳の後方機能が制御を失って暴走するいわゆる脱抑制として陽性症状を引き起こす」と述べているように、やがて「わが道を行く（Going-my way）」行動[9]と呼ばれる社会生活におけるルールを逸脱した行動がみられるようになる。また、時間に厳密な生活習慣を形成する常同・強迫行動[10]である時刻表的行動や、食行動の異常[11]などの行動・心理症状（behavioral and psychological symptoms of dementia：BPSD）が高頻度に出現するようになる。

　19例のSDをもつ人の症状の出現時期を調査した研究によると、発症から2〜3年後には言葉の症状に加え常同—固執傾向を伴うBPSDが生じるようになり、5年以上経過すると日常生活動作に支障をきたす生活機能障害が出現する[12]（図1）。

〈Eさん（60歳代・SD）の介護者〉

　「もうやっぱり自分の都合、相手のことは一切、思わないんですよね。"待って"とか"危ない"とか言ってもわからないから。思いついたら即行動、お客さんのお菓子をとって食べたかと思えば外に出て行ってしまうし、孫が遊んでいるおもちゃも取り上げて片付けてしまうし」

　→進行とともに、周囲への無関心と自分の意志がどんどん強くなるので、病前の本人とは別人のように感じられる。意味記憶の障害による意思疎

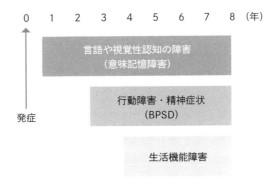

図1　意味性認知症の症状経過

(Kashibayashi T., Ikeda M., Komori K., et al. : Transition of Distinctive Symptoms of Semantic Dementia during Longitudinal Clinical Observation dementia geriatic cognition disorder. Dementia and Geriatric Cognitive Disorders 29(3), 2010. をもとに作成)

通の困難さと相まって、身近な人は悲しみや怒りを感じる。

3. 介護負担への初期からの介入

　FTD の本人や介護者への支援は、BPSD が強くなったり日常生活動作に支障がみられるようになる進行期に必要と思われがちであるが、SD は言葉によるコミュニケーションが最初に難しくなりそれが看取りの時まで続くことから、最も重要な介入時期は初期である。上述してきたように意味記憶障害は SD の人に特有の BPSD の出現に関与していると考えられ、他者の感情を認識する能力の障害や行動障害もまた介護負担の大きな要因となる。FTD の介護負担は他の認知症よりも高いことはよく知られており、本人に対する介護者の感情的な愛着を喪失させたり、介護者としての新しい役割を担うことを妨げたりすることが示唆されている[13]。

　よって、本人ができるだけ長く良い状態を維持しながら自宅で生活ができて、病気の早期に介護者の病者への関心を高めつつ介護負担の軽減を図るうえでは、早期診断に基づく早めの支援が提供されることが重要である[14]。

　支援者の役割として、本人が話せて言葉が理解できる初期のうちに家族で話をする機会をもつことを勧められるとよい。また、いったん身につけた習慣を継続することはできるものの、その行動を阻止されると強く抵抗して周囲とトラブルになり、そのことをもって攻撃的な BPSD の出現とみなされてしまう可能性もある。よって、強迫的・固執的傾向が強くなることを見据えた介護を初期から支援していく必要があることを、関係者に根気づよく説明することが大切である。

〈F さん（50 歳代・SD）の介護者〉

　「朝は何時、病院は何時って、時刻表みたいで家族は大変なんだけど、合わせないと本人がイライラするので、デイサービスも定時に、必ず。無理を言って、うちには一人だけ小さい車で送迎してもらいます。台風が来ても出ていくし、ごはんも何時に食べると言ったら 5 分遅れても無理なんです。診断されたときから病気の特徴を教えてもらっていて理解しているつもりなんですけど、振り回されては怒っての繰り返しで、4 年くらいはずっとしんどかったです」

　　→本人のこだわりを理解し、そのこだわりをうまく使って生活リズムを好ましいものに習慣化していくには、周囲の理解と協力、専門職による介護者へのサポートが必要である。

本人と介護者へのサポート

1. 言葉の症状をターゲットにした初期からのリハビリテーション

　現在のところFTDの根本的な治療薬はなく、進行性の疾患であることを見据えて、保たれた能力を活用した言語訓練と行動療法的アプローチ（ルーティン化療法）[15]が行われている。

　言葉の症状がみられる人では、本人による日課表の記載や、本人が日常生活のなかで用いる頻度の高い物品などに関する絵カード、言語ドリルを用いた学習を開始することで残存する言語機能を強化できる。これらは道具を扱う能力や視空間的に把握する能力を活用しているため、SDの人には習慣化がしやすいとされている。

　また、絵カードについては言語聴覚士（ST）や作業療法士、公認心理師／臨床心理士などのセラピストが自宅を訪問し、本人と介護者がどのような単語を残したいと思っているのかを見極めながら、実際に使われている「コップ」「しゃもじ」「テーブル」「テレビ」などの生活日用品、「ほうれん草」「トマト」「ヨーグルト」などの食材を写真に撮って作成し、それを毎日、可能であれば決まった時間に覚えるよう練習してもらう（ルーティン化）。このとき、市販の教材を用いることもあるが、SDの人においては意味記憶の障害により外見が異なる同一物品への汎化の困難さ[16]が特徴的であることから、自宅で使っている「コップ」がコップであり、それ以外の形状のコップは「コップ」とはみなされない場合があり、注意を要する。

　この学習を始めたことで一時的に語彙が増え病状がよくなったように感じられたり、本人の活動性が上がったりする場合があるものの、それで失語症状が治ったわけではない。あるいは治る病気ではないと知り、先のことは考えたくないと受診そのものをやめてしまう場合もある。しかし、もしリハビリテーションも機能評価も行われなければ、本人には言葉がわからなくなった自覚があるため自信をなくし無言ですごすことになりがちである。料理や散歩など一人でできることがあっても本人の社会生活は急速に狭小化していく。そのため、絵カードなどによる訓練によって言葉が理解できる時間をできる限り長く維持し、家族や介護者とのコミュニケーションを保つことは、本人や介護者のメリットにつながる。支援者はこれらの訓練に対して期待しすぎず、継続して取り組めるよう本人を見守る必要がある。

　一美ら[17]は、SDの人における言語リハビリテーションの意義について、本人の言語機能の改善以外の効果も含めて検討すべきであるとして、家族のQOL改善を挙げている。たとえばルーティン化療法を通じてドリルやパズルなどの学習課題に取り組む習慣を身につけることで、家庭内やデイサービ

スなど施設内における日中の活動性を維持することに役立ち、BPSD の予防
または望ましい行動への修正効果が期待できる[18]。

　支援者は、介護者と協力し本人にぴたりとはまり長く続けられる活動をみ
つけられるとよい。たとえば以前から好きで行っていた趣味の活動、数独や
計算、塗り絵などに能力を発揮する場合がある。デイサービスでの集団活動
には馴染まないと言われるが、SD の人はルールが決まっている単純なゲー
ムであれば好んで参加されることがある。

〈G さん（60 歳代・SD）の介護者〉
　「1 年前は、リハビリしても治らないんだからやっても仕方がないって、そ
う言いながらも食後に 30 分ぐらいするようにして、今はもうするものだと
思っているみたいです。一緒にやっていなかったら、こんなに言葉がわから
なくなっていることに気づかなかったと思います」
　　→決まったことをやるという傾向が徐々に強くなり、ルーティン化する。
　　→定着化するには、無理のない範囲での家族の協力が必要。継続するうち
　　　に言葉の症状の進行具合がわかる。
　　→進行に伴って言葉のリハビリを継続することが難しくなったとしても、
　　　その時間帯にパズルなどの別の活動に取り組むことが可能。

2. 初期からの介護保険制度の利用

　他の認知症と同様、進行とともに家族のみでの介護は難しくなる。ただ、
SD の人の場合は要介護度が高くなってから訪問や通所のサービスを開始す
るのでは、担当者や場所に馴染んで落ち着いて過ごすことが難しくなるた
め、初期から介護サービスを導入していくことが望ましい。そして可能であ
れば同じ人が対応し、本人は同じ時間に同じ場所で決まったことを行うとい
う常同行動を利用した習慣づくり、すなわち時刻表のように決まったスケ
ジュールを組むように工夫する。なお、スタッフや利用者がよかれと思い集
団行動に誘ったり話しかけたりすると、本人のこだわりを邪魔することにつ
ながりトラブルの原因になりかねない。ひとりで集中できる場所を設定する
などの配慮も必要である。

　若年者の場合、高齢者が多いデイサービスに違和感をもつ介護者は多い
が、本人も行きたくないと訴える可能性を予想しつつ、それでもまだ言葉が
わかりにくいと自覚がある段階から導入を始めることが望ましい。たとえば
週 1 回のデイサービスの利用で人や場所に慣れることから始め、進行に伴い
回数を増やしたり試験的にショートステイを導入するようにしていく。

　56 歳でデイサービス利用を開始した H さんの介護者は、「自分で考えると

いうことが難しくなってくる病気なので、本人はどこにいても決まったことをやっているほうが楽なんです。でも病気が進んでいくと、あれもこれもやるというのは難しくなり、ぼんやりとしている時間が多くなります」と述べている。また、要介護度が上がり1泊2日のショートステイを導入した際には「1年ほどは寝ないで座っていました。自宅とは環境が違うからベッドを見ても寝るのだとわからない。でもそういう病気なのでそれでいいとスタッフの人には言いました」と述べている。介護者と支援者の根気づよい見守りと働きかけのもと、Hさんは月の半分ほどをショートステイで過ごし、長期にわたる在宅生活を経て、現在は高齢者施設で生活をしている。

〈Iさん（60歳代・SD）の介護者〉

「デイサービスに行くようにとは言われているんです。でも本人がどう思うかがわからないので決められません。お年寄りばかりのところには行きたくないだろうし、自分が介護できるうちは必要ないと思いますし」

→要介護度が低い初期の段階では言葉の症状のみなので、通所サービスを導入する必要性を感じにくい傾向があるが、疾患の特性から回を重ねるうちに案外と馴染むようになる。一方、病気が進行してからの導入では本人の受け入れ難易度が高まってしまう。

→訪問看護や訪問リハビリテーションの利用については、イメージをもちにくい場合がある。初期からの導入の必要性を説明する機会をもつべきである。

引用文献

1) Neary, D., Snowden, J.S., Gustafson, L., et al. : Frontotemporal lobar degeneration: a consensus on clinical diagnostic criteria. Neurology, 51(6), 1546-1554, 1998.

2) Rascovsky, K., Hodges, J.R., Knopman, D., et al. : Sensitivity of revised diagnostic criteria for the behavioural variant of frontotemporal dementia. Brain, 134(Pt 9), 2456-2477, 2011.

3) Evans, J.J., Heggs, A.J., Antoun, N. et al. : Progressive prosopagnosia associated with selective right temporal lobe atrophy. A new syndrome? Brain, 118 (Pt 1), 1-13, 1995.

4) Hodges, J.R., & Piguet, O. et al. : Progress and Challenges in Frontotemporal Dementia Research: A 20-Year Review. J Alzheimers Dis, 62(3), 1467-1480, 2018.

5) Oyebode, J.R., Bradley, P., Allen, J.L. et al. : Relatives' experiences of frontal-variant frontotemporal dementia. Qual Health Res, 23(2), 156-166, 2013.

6) 小森憲治郎, 柴珠実, 谷向知：原発性進行性失語のケア 日本認知症ケア学会誌, 17(3), 546-553, 2018.

7) Bruinsma, J., Peetoom, K., Bakker, C., et al. : 'They simply do not understand': a focus group study exploring the lived experiences of family caregivers of people with

frontotemporal dementia. Aging Ment Health, 26(2), 277-285, 2022.

8）小森憲治郎，谷向知，数井裕光，他：意味性認知症の臨床像から．基礎心理学研究，33(1), 55-63, 2014.

9）田辺敬貴，池田学，中川賀嗣，他：語義失語と意味記憶障害．失語症研究，12(2), 153-167, 1992.

10）Shigenobu, K., Ikeda, M., Fukuhara, R., et al. : The Stereotypy Rating Inventory for frontotemporal lobar degeneration. Psychiatry Res, 110(2), 175-187, 2002.

11）Ikeda et al., : Changes in appetite, food preference, and eating habits in frontotemporal dementia and Alzheimer's disease. J Neurol Neurosurg Psychiatry, 73(4), 371-376, 2002.

12）Kashibayashi, T., Ikeda, M., Komori, K., et al. : Transition of distinctive symptoms of semantic dementia during longitudinal clinical observation. Dement Geriatr Cogn Disord, 29(3), 224-232, 2010.

13）Massimo, L., Evans, L. K., Benner, P. : Caring for loved ones with frontotemporal degeneration: the lived experiences of spouses. Geriatr Nurs, 34(4), 302-306, 2013.

14）繁信和恵，小森憲治郎，西川志保，他：前頭側頭葉変性症に対するリハビリテーションと薬物療法．老年精神医学雑誌，13(9), 1036-1041, 2002.

15）小森憲治郎，石川智久，繁信和恵，他：Semantic dementia 例に対する語彙再獲得訓練．認知リハビリテーション，86-94, 2004.

16）一美奈緒子，橋本衛，小松優子，他：意味性認知症における言語訓練の意義．高次脳機能研究，32(3), 417-425, 2012.

17）再掲 16）

18）池田学，田辺敬貴，堀野敬，他：Pick 病のケア 保たれている手続記憶を用いて．精神神経学経誌，97(3), 179-192, 1995.

参考文献

・数井裕光，田辺敬貴，池田学，他：特異な人物の同定障害を呈した限局性脳萎縮の1例．脳と神経，47, 77-85, 1995.

・Ikeda, M., Brown, J., Holland, A.J., et al. : Changes in appetite, food preference, and eating habits in frontotemporal dementia and Alzheimer's disease. J Neurol Neurosurg Psychiatry, 73(4), 2002.

・Shigenobu, K., Ikeda, M., Fukuhara, R., et al. : The Stereotypy Rating Inventory for frontotemporal lobar degeneration. Psychiatry Res, 110(2), 175-187, 2002.

・小森憲治郎，原祥治，柴珠実，他：前頭側頭型認知症の BPSD とその対応 意味性認知症の理解とその対応について．老年精神医学雑誌，26(11), 1234-1245, 2015.

・田辺敬貴：語義失語症者・その人となり 器質性病変と性格の変容，神経心理学，8, 34-42, 1992.

さまざまなサービスを日常生活に
どう落とし込むか

公益財団法人 浅香山病院 看護師長／認知症看護認定看護師　三好 豊子

はじめに

　認知症には早期診断、早期治療、積極的なサービス利用が効果的である。とくに若年性認知症は高齢者の認知症に比べ進行が早いと言われているため、初期の病識がある時期から進行抑制のためのリハビリを利用することが非常に重要である。

　初期にはもの忘れがあっても日常生活に問題がないことと、介護保険には高齢者が利用するイメージがあるため、本人や家族の抵抗感から介護サービスにつながらないことが多い。また、徐々にもの忘れが進行し日常生活に支障を来す場合でも、病識が消失しているため介護サービスを利用する意味が理解されず、導入が難しい場合がしばしばみられる。しかし、病気が進行しながらも在宅生活を継続するためには、家族から離れた場所での集団生活に慣れることやリハビリは不可欠である。そこで本稿では、疾患や病期の特徴を踏まえ今ある制度やサービスをどのタイミングで勧めれば受け入れられ、かつ効果的に利用できるかを提案したい。

病名告知後の支援

　告知後は相談できる人と場所の紹介、介護保険制度や経済的な支援など、不安が軽減できる具体的な支援が必要である。病態に合わせた支援方針を立てるためにも、支援者ができる限り告知に同席して、本人・家族の表情や反応から支援内容と支援の進め方を検討する。

　本人からは「頭の中が真っ白になり何も考えられない」、家族からは「認知

症だと理解はできるが、気持ちがついていかない」など、告知から受けた衝撃が事実の理解と気持ちの受容との間に時間差を生じさせる。そこで診断時には疾患別に認知症対応を記した冊子を渡し、次回受診時に冊子の感想を聞かせてほしいことを伝えるようにする。再受診の際に困りごとを表出された場合には具体的な指導や助言を行い、本人・家族の困りごとから対応していく。そして、今まで家族のみで抱えていた苦労をねぎらい、これからは地域包括支援センターと連携しながら認知症初期集中支援チームで支援すること、介護保険や経済的な支援、制度の利用については担当のメディカルソーシャルワーカーや精神保健福祉士がいること、日々の生活上の工夫は看護外来で相談できるなどそれぞれの支援者を紹介する。

　介護保険サービスは認知症の早期からの利用が望ましいが、利用に抵抗感がある場合が多い。本人と家族のそうした心情を考慮しつつ、家族のみでの支援はいずれ限界となることを説明し、介護度判定が出るまでには約1カ月を要するため、利用したい時の準備として申請をすることを提案する。その際には介護保険代理申請や訪問調査時に地域包括支援センターの職員が同席するなど、身近に支援者がいることがわかるようにすることが望ましい。

　経済的支援は、初診時に精神科通院医療費の自己負担額を軽減する自立支援医療の手続きを行う。診察や検査など精神科外来通院医療費と投薬が1割負担になり、早期より訪問看護や訪問リハビリが必要な場合には、介護保険の認定を待たずとも利用できる。また、デイケア、集団作業療法も対象となるため、多くの負担を軽減できる。

疾患と病期に合わせた支援

1. 若年性アルツハイマー型認知症

　初期にはもの忘れの病識があるため、メモやアラームなどを手がかりに想起が可能で、体で覚えた動作や仕事はできる場合が多い。やりがいや社会性の維持、保たれている機能を継続していくうえでも仕事や家事は何よりもリハビリとなるため、それらができる限り継続できるよう見守りと支援が必要である。

　仕事の継続が困難となり休職や退職となったときが、デイサービス利用のタイミングとなる。デイサービスには認知症の進行を抑制する効果があるため、まだ病識があって必要性が理解できる初期からの利用が望ましい。高齢者が多いデイサービスの利用には抵抗がある一方で、体力と時間をもてあましていて、何かしら人の役に立ちたい、社会とつながっていたいという気持ちもあるはずだ。認知症が進行してデイサービス利用が必要になったとき、

抵抗なく利用できるようにするために、作業所への通所やボランティア、若年性集団作業療法といった、もの忘れをかかえつつ集団で一緒に行動する楽しみが体験できるようにしていく。

中期は視空間認知障害が強くなって生活障害が増え、徘徊による迷子や妄想など介護者を悩ませる行動が出現するため、デイサービスなどで混乱なく安心できる対応と、安全な生活環境の整備が必要となる。なかには生活障害があっても配偶者が自身で介護をしたいという望みが強いケースや、作業所の通所を強く希望する家族、BPSDの不安や経済的不安からデイサービスにつながらない例もある。訪問看護で家族以外の介護に慣れてもらったり、タイムリーに相談に乗ることで関係性の構築が図られ、次の段階でデイサービスにつながる場合が多い。

若年性認知症では体力があり運動機能が高く、日中の時間をもてあますせいで遠方まで徘徊することが少なくない。デイサービスを介護度最大限に利用しても活動欲求を充足できない場合は、障害福祉サービスのガイドヘルパーを活用し運動や趣味などの余暇活動を取り入れる。徘徊の対策として、名前と連絡先を記入した安全安心カードや保険証のコピーを財布に入れる。衣類は上着だけでなく脱ぐ可能性が低い肌着や靴の内側にも記名しておく。靴と衣服には反射板を取りつける。玄関センサーで外出を把握したり、携帯電話のGPS機能を活用した機器で居場所がわかるようにする。迷子時の捜索には市町村ごとの「見守りメール事業」に登録しておくことで、家族と警察以外の協力者を得ることができる。迷子が頻回になり安全が確保できない場合や、家族が盗られ妄想の対象となった場合は、距離を置く目的で施設入所・入院の検討をする。

後期には認知機能の低下に加え発語やBPSDも減少し活動性が落ちるため、排泄や入浴時の身体介護が増える。誤嚥や転倒などへの安全に配慮しながら残された機能をできる限り維持することが重要となる。介護者の負担が大きくなるため、自宅以外での外泊に慣れるために介護保険を最大限に利用し、デイサービスと2泊3日のショートステイを定期的に利用する。将来の施設入所をスムーズに行うため、デイサービスとショートステイは入所を予定する施設で利用することが望ましい。

2. レビー小体型認知症

幻視とパーキンソン症状、認知機能の変動が特徴である。便秘や起立性低血圧などの自律神経障害、睡眠中の大声の寝言や体動が多いREM睡眠行動障害、薬の過敏性が強いなど症状が多様だ。初期からパーキンソン症状である動作緩慢やすくみ足歩行が見られ、疾患の進行とともに転倒の危険や嚥下

困難が必ず出現するため、早期から言語聴覚士と理学療法士の訓練やデイサービスの導入が重要である。

　初期は記憶障害が目立たず病識と理解力があるため、進行を抑えるためのリハビリの必要性を理解してもらい、早期からのリハビリを促す。認知機能が悪い時には理解力が落ち体の動きが悪いため、悪い状態に合わせてポータブルトイレの設置や手すりの取り付けなどを準備する。自律神経障害による頑固な便秘は腸閉塞を起こす可能性があるため、排便コントロールが重要である。また、風邪薬や痒み止めなど身体疾患の薬でも容易に副作用が出やすい、立ちくらみによる転倒リスクがあるなど、身体症状が出やすい疾患のため訪問看護による薬剤管理や身体管理も重要である。集団生活やデイサービス利用に抵抗がある場合は訪問リハビリの利用や、ガイドヘルパーの余暇活動もリハビリの一環となる。小声が症状の特徴であるため、コミュニケーションを取りながらの訪問リハビリは効果的とも言える。

　中期はパーキンソン症状が進行し、自立した日常生活が困難になる。よだれが出たりむせたりする場合は嚥下障害のサインととらえ、食事形態や水分のとろみを調整して誤嚥予防の工夫が必要になる。また、幻視や妄想などのBPSDは夕方から夜間に多く、不眠で昼夜逆転するとBPSDが激しくなる。日中の活動性を高め睡眠覚醒リズムを整えるためにデイケアやデイサービスを積極的に利用する。興奮したり家族に暴力を振るうなどで一時的な入院が必要になる場合がある。

　後期はパーキンソン症状がさらに強くなり、歩行困難や嚥下困難が出てくるなど、日常生活のほとんどの場面で介助が必要になる。意欲や自発性が低下し、ぼんやりすることが増え、言葉数が減り、嚥下困難が進み肺炎になりやすい。誤嚥により喀痰が増え自力排痰が難しくなるためポータブル吸引機のレンタルや、パルスオキシメーターの購入を勧める。口腔ケアと言語聴覚士の訓練を継続させながら、日中は活動性の維持のためにデイサービスは最大限に利用する。

3. 脳血管性認知症

　病変部位によって症状が異なるが、初期から前頭葉症状である意欲低下がみられる。比較的理解力はあり記憶障害は軽度なことが多い。また高血圧、糖尿病、高脂血症などのコントロール不良や脱水、活動性の低下から日中に傾眠がちで夜起きる生活となり、せん妄を誘発しやすい。認知症が軽度の場合は作業所への通所やボランティア、若年性認知症集団作業療法により日中の活動性を促す。意欲低下から自発性の低下はあるが、人とのかかわりが嫌なわけではなく、興味のある歌や運動などを根気強く促しながら、廃用性症

候群の予防のためにデイサービスで睡眠覚醒リズムを整えることが最重要である。

　また、かかりつけ医と連携を図って高血圧、糖尿病、高脂血症などの薬剤管理や生活指導を行うことで身体管理に努める。デイサービスを勧めても拒否が強い場合は、訪問看護による服薬と身体管理を通して身体症状が軽減することで、デイサービスの利用につながる場合が多い。

4. 前頭側頭型変性症

　その多くは64歳以下で発症する若年性認知症である。行動障害が強く出る前頭側頭型認知症、言葉の障害と行動障害が出る意味性認知症、言葉のみの障害が出る非流暢性失語がある。

1）前頭側頭型認知症

　初期にもの忘れは目立たず、意欲低下、脱抑制、万引きや信号無視など社会的逸脱行動、常同行動や時刻表的行動などパターン化した行動に固執し、精神症状や行動障害のために家族や周囲の対応が困難になる。固執が強くない初期からデイサービスを導入する。後から追加すると混乱するため導入時より毎日の利用が望ましい。記憶と保たれている作業能力、常同行動や見えるものに影響される行動を上手く利用してかかわる。「時刻表的行動」で散歩やサイクリングをする場合には、決まった時間に自転車が見えない場所を通り、毎日デイサービスにシフトする。疾患が進行すれば歯磨きや入浴が困難になるため、まだ動作ができる初期から決まった時間に入浴や歯磨きなどの保清を組み込み、デイサービスで新たな時刻表的行動パターンの習得を目指す。

　また、周囲の音や動きに影響される立ち去り行動が見られるため、食事や作業中はテレビを消す。デイサービスで食事や作業をする場所は見学時から決めておき、部屋の隅や壁側など人の動きが少なく影響を受けにくい場所を選定する。記憶障害はみられないため、スタッフの顔を覚えることは可能で馴染みの関係がつくれる。視空間認知障害は疾患が進行するまでみられないため、書字や編み物、ジグソーパズル、マージャンなど本人の趣味や仕事を常同行動につなげ、短時間でも集中できることを見出し、保たれている機能を利用するかかわりが必要である。

　中期には「我が道を行く」行動や固執が強くなり、対応が非常に困難になる。立ち去り行動からデイサービスなどの集団活動に馴染むことは難しく、家族以外とのかかわりがない場合は、訪問作業療法や訪問看護などで他者の介入に慣れるところから始める。訪問リハビリ導入時は落ち着きのなさが見

られるが、想定内ととらえてまずは訪問者の顔を覚えることから始め、根気強くかかわることが大切だ。訪問看護に慣れた次の段階で、活動性の維持と家族以外の介護に慣れる目的からデイサービスを利用する。

　万引きや危険行為で他者への迷惑行為が繰り返される場合や、家族の介護疲弊が強い場合には入院が必要となる場合がある。環境を変えることで時刻表的行動がリセットできる場合があるため、迷惑・問題行動を入院中に趣味やセルフケアの行動に転換させて退院後の生活に活かせることを目指す。

　後期は意欲や自発性の低下が顕著になり、「我が道を行く」行動や常同行動が目立たなくなるため、自発性低下に対して活動を促すかかわりが必要になる。口唇傾向で次々と食べる場合や丸呑みにより窒息する可能性があるため、次第に口に溜めこむようになったり、咀嚼し続けて飲み込みが悪い場合は、食感の違うゼリーなどで嚥下を促し、口腔ケアの徹底で誤嚥性肺炎や運動機能低下を予防する。歩くことや食べることなど、保たれている機能が継続できる関わりが重要となる。

2) 意味性認知症

　初期には言葉の障害が目立ち、言葉の意味や物の名前の意味がわからなくなる語義失語が出現する。進行により話せる言葉が次第に少なくなるため、初期から言語聴覚士が写真を見せて言葉の繰り返し訓練を行うことで言葉が失われていく速度を遅らせることができる。言葉の維持が ADL の維持につながるため、初期からの言語聴覚士による言語訓練は重要である。

　また、初期は運動機能など日常生活が維持されているため、介護保険や制度の利用に抵抗を感じる場合が少なくない。根気よく促しながらも本人が嫌がる無理強いは避け、運動や歌、料理など反応のよいものを訪問看護や訪問言語訓練、訪問作業療法から導入する。症状が進行すると前頭側頭型認知症同様の時刻表的行動や固執などが見られるようになり、とくに右優位の意味性認知症はこだわりが強く、ほとんどの場合トラブルを起こして家族の対応が困難となり入院が必要となる。食べ物や食器が全く同じものでなければ食事をしなくなるため、家族に持参してもらう。意欲低下や無関心になればこだわりが軽減し、入院中に目の前で食べている他人の姿を見て安心し、食べる場合がある。

　後期は前頭側頭型認知症と同様、脳萎縮のために不全麻痺のような筋肉萎縮が生じ嚥下困難が出現するため、保たれている運動機能や嚥下機能をできる限り継続できるようにかかわることが重要である。

　家族や医療・介護スタッフには常同行動や影響の受けやすさといった病気の特徴を理解することが重要である。症状の特徴を生かしたかかわり方な

ど、ケア方針の統一を図ることで症状安定につながり、保たれている力を維持できる。支援者は若年性認知症の疾患の特徴を理解し、症状が出てから慌てることがないよう、いずれ訪れる症状を踏まえ常に一歩先を見越した支援を考える必要がある。

生活の支援

1. 就労への支援

　初期の場合は仕事が何よりもリハビリとなるため、できる限り継続することが望ましい。今まで就いていた仕事に支障をきたしている場合は、医師の指導のもとで家族と支援者が雇用者側と話し合い、仕事量を減らすことや配置換え、職位・待遇の変更、余剰人員としてのサポートなどの提案に対し本人が納得したうえで仕事を継続できるようにする。新しいことを覚えることは困難だが、手がかりがあれば長年身につけてきた作業は継続できる場合がある。

　脳血管性認知症や高次脳機能障害など記憶障害が軽度でかつ進行がみられない場合は、ジョブコーチによる訓練で仕事の習得が可能な場合がある。しかし、アルツハイマー型認知症は進行により徐々に仕事が困難になるため、保たれている機能からどのような手がかりがあれば混乱のない行動ができるかを考える必要がある。そのため、ジョブコーチの利用は慎重にしたい。長年貢献してきたからこそ企業が本人の病気を理解し、どのように支援すれば働き続けられるかを考え、周囲の支援を受けながら職業人としての集大成となるように支援していけるのが理想である。

　こうしたサポートを受けながらも就労困難となる目安は、単純作業のミスが増え常時マンツーマンの支援が必要になったり、道迷いで通勤が困難になったとき、または本人が仕事を負担と感じるようになった場合である。

2. 経済的な不安に対する支援

　若年性認知症者の家族の経済的な負担は高齢者の認知症と比べかなり大きい。とくに本人だけが家計を支え、就学中の子どもや住宅ローンを抱えている場合は経済的な不安が切実なため、若年性認知症は病気のみならず経済的な支援を行うことが重要である。

　認知症が進行し仕事の継続が困難と判断された場合は、すぐに退職するのではなく、一旦休職して1年6カ月支給される傷病手当金を受けた後に退職を検討する。64歳まで受給される障害年金をふまえ初診時から半年後に精神障害者保健福祉手帳を申請することを勧める。

経済的な不安によって介護者の気持ちに余裕がなくなると、そのことが認知症の人に影響することも考えられる。したがって若年性認知症にかかわる支援者は、早期から経済的支援を行うことの重要性を認識し、関連する制度内容やどこに相談すれば負担軽減の解決につなげられるかを理解しておく必要がある。各種制度の申請窓口は市町村障害福祉担当課や保健センターなどそれぞれ異なるため、すべてを把握している精神保健福祉士や医療相談員とともに調整することが望ましい。

介護保険やそれ以外のサービスの利用

1. 訪問看護・訪問リハビリ

　訪問看護師は、医療と生活をみることができる唯一の職業である。専門職が自宅に出向くことで、認知症の症状だけでなく診察場面では見られない生活環境や家族の関係性の情報を得られるため、治療や支援を考えるうえでの役割は大きい。

　訪問看護は、高血圧や糖尿病などの身体管理や抗認知症薬および BPSD に対する薬剤管理と精神機能の査定の目的で利用されることが多い。また、訪問リハビリはレビー小体型認知症や前頭側頭型認知症などの言語・嚥下訓練や運動機能訓練など疾患特有の症状に対して利用される。なかでも生活障害や精神症状を抱えているが、高齢者の利用者が集まるデイサービスに参加することに抵抗感があったり集団生活を受け入れられない場合に、その前段階として訪問看護や訪問リハビリを利用するケースが多い。

　訪問を通して専門職と関係性が構築され身近な相談ができることで、本人や家族に安心がもたらされ、適正な薬剤管理で身体や精神状態が安定しデイサービスへの移行につながりやすい。

2. 若年性認知症集団作業療法

　認知症が軽度でかつ同じ年代が集まるグループで、季節行事や体力づくりなどの活動を通して交流し日中活動を行う機会となる。もの忘れの病感がありリハビリの必要性を理解できているが、介護保険サービスを利用していない、あるいは継続利用ができていない認知症の人が対象になる。当事者同士で同じ境遇を理解することで、助け合いながらリラックスして楽しむ体験をしてもらい、家族以外の人との集団活動に慣れ親しむことができる。

　作業療法士、心理療法士、看護師などの専門職が運営に携わるため、本人のできる力を見出す機会となる。たとえばコーヒーカップを持ちにくくなっていても、湯飲みに変えて両手を使えば一人で飲めたり、細かな作業は困難

だがコップ洗いや荷物持ちならできる、あるいは言葉だけで受けた指示は理解が困難でもトイレで便座に触れながら座ったり、言葉と同時に動作を見せたり、体に触れることで排泄行動が可能になるなど、専門職だからこそ可能な具体的アプローチがある。こうした対応は自宅介護を行う家族への助言にも生かせる。

若年性認知症集団作業療法から介護保険サービスへの移行は、認知症が進行して起立や座位、歩行および排泄や食事など身の回りの行為が一人では難しく介助が必要となった場合に検討する。

3. ガイドヘルパー

障害福祉サービスで精神障害者保健福祉手帳の取得があれば、余暇活動などで同行支援が利用できる。若年性認知症の初期の場合、年齢的に体力があり活動意欲が高い傾向にあり、また生活障害が目立たず介護保険の要介護度が低いためデイサービスなどの介護サービスを最大限利用しても活力と時間をもて余しがちである。外出意欲も多い一方で、道に迷うなど移動に同伴が必要となっても家族だけでは対応に限界があることから、ガイドヘルパーの同行支援を介護保険サービスと組み合わせることで、スポーツや散歩など余暇活動が可能となる。

4. 作業所からデイサービスに移行のタイミング

精神障害者保健福祉手帳の取得者には、就労機会提供の場として就労継続支援B型施設がある。認知症が初期で就労意欲があり、視空間認知障害がみられない場合に利用可能で、作業所では支援者のサポートを受けながら製造や梱包などの作業に携わる。工賃が支払われるため社会とのつながりを実感することにもつながる。興奮や徘徊から作業所に迷惑が及んだり排泄援助などの生活介助が必要にならない限り継続利用が可能である。

作業所での就労が困難と判断する目安は、認知症の進行により作業できなくなったとき、わずかな段差で転倒する可能性がでてきたとき、便座にまっすぐ座れないなどの生活援助が必要になった場合である。これらによって本人も不安や混乱に直面する可能性があるため、医療スタッフとケアマネジャーは作業所と連携を図り、状況を見極めたうえでデイサービスへの移行を準備する必要がある。

その際には、通所と並行しながらデイサービスの見学を勧め、徐々にデイサービスに訪れる回数を増やしていくことが望ましい。なかには家族が作業所にこだわるあまり移行を躊躇することもあるため、その場合は家族が信頼する医師からデイサービス移行の時期について納得がいくよう説明を行う。

家族が本人の病状進行を受け入れるには時間を要することを考慮しつつ、何よりも本人が不安や混乱のない安心した生活が送れることを最優先に考えた支援が重要である。

5. 家族会の存在

　同じ若年性認知症者を家庭にもつ家族同士が、生活上での困りごとを語り合い相談し合う場が必要となる。進行する疾患に対する将来や経済的な不安、年齢が若く体力があるため疾患を周囲に理解してもらえないことなど、高齢者の認知症とは違う介護の大変さがある。専門家からは得られない経験者からのアドバイスは、具体的な実感に基づくため納得できることが多い。さまざまな制度やサービスの情報源にもなる。

医療施設と地域支援者の連携と制度やサービスの効果的な活用

　本人と家族が認知症を抱えながらの生活を構築していくためには、医療者と地域支援者が若年性認知症の特徴や制度とサービスをよく理解し、同じ目標で連携を図りながらそれぞれの役割を果たすことが重要である。

　若年性認知症に特有な認知機能障害や ADL 障害、BPSD にはそれぞれの症状に即した治療の適用が可能である場合が多い。しかし経済面や家事・就労の困難、将来の不安、心理的な葛藤といった治療で補えないものには、介護保険制度や医療費助成、経済的支援などの地域資源を最大限に活用する必要がある。

　医療や介護サービスは早期からの利用が効果的であるが、本人や家族の意思を確認したうえで自尊心やタイミングを可能な限り尊重し、専門的な見解から一歩先のことを見据えながら、望ましい支援との折り合いを考える必要がある。そのための相談の場として、地域包括支援センター（介護保険の申請時）、医療施設（治療や薬については医師、症状への対応やケアの工夫については看護師、経済的な心配や利用できる制度やサービスは精神保健福祉士）などと普段からつながりをもっておくことが重要である。本人と家族の困りごとを誰に相談しても適切な支援者へスムーズに引き継がれることで、家族が安心し気持ちにゆとりが生じ、結果的に本人への効果的な介護につながって、必要な資源を最大限活用することに結びつく。

不安と孤独を安らぎに変えるピアサポート
外来での気づきから生まれた患者会「ラフラフ」

大阪大学大学院医学系研究科 保健学専攻老年看護学 准教授　**山川 みやえ**

公益財団法人 浅香山病院 認知症疾患医療センター長　**繁信 和恵**

日本生命済生会 日本生命病院 診療看護師　**長瀬 亜岐**

若年性認知症の人にマッチした支援サービスがない

　毎週金曜日を楽しみにしている人たちがいる。そこでは 10 人ほどでお茶を飲んだり、歌を歌ったり園芸をしたりしながら談笑している。作業療法士を中心にさまざまな工夫を凝らした活動を目的に、また何より「仲間」と「気楽」に過ごせる場所に惹かれてやって来るのだ。皆いろんな個性をもつ人たちであるが、共通しているのは認知症疾患の診断を受けた年齢 50 ～ 60 代ということのみ。その気楽な場所の名前を「ラフラフ」という。

　「笑い（laugh：ラフ）ながら、気取らず（rough：ラフ）にいこう」との思いから、参加者によって名付けられたそのグループは、2009 年 11 月から始まった。日々の外来診療のなかで、若年性認知症と診断された本人には日中なんらかの活動支援が必要と考えられるものの、さまざまな支援サービスを利用していない人たちがいることにスタッフたちが気づいたことがきっかけだ。

　認知症の支援といえば介護保険サービスをうまく利用することが中心になるが、デイサービスを「高齢者中心のプログラムだ」「同年代の人がおらず話題が合わない」「（高齢者向けの）レクリエーション的な活動は好まない」という理由から利用しなかったり定着しないケースが少なくない。そもそも若年性認知症の人にマッチしたサービスとはいえないのである。2022 年現在はよりニーズに適した活動も増えてきているものの、かつては居住する地域に本人や家族が望むような専門の支援場所がほとんどないことが大きな問題であった。

　大阪府堺市にある公益財団法人浅香山病院では、認知症の外来診療、認知症治療病棟での入院治療、訪問看護、専門看護外来の他、認知症疾患医療セ

ンターによる相談や鑑別診断も担っている。また、関連施設に介護老人保健施設、介護老人福祉施設、地域包括支援センターなどをもち、認知症の人と家族に幅広い形の支援を実施している。それでも当時は若年性認知症の人を対象とした支援体制はまだなかった。

　一方で現場には医師、看護師、臨床心理士、精神保健福祉士、作業療法士など若年性認知症の人への支援の経験が豊富な専門職が在籍しており、充実したサービスを提供すること自体は可能な状況であった。また同院の認知症疾患医療センターが「若年性認知症支援」を掲げていたこともあり、将来の介護保険サービス利用を見据え家庭外に本人の居場所・活動場所を提供する目的で、外来通院者を対象に「ラフラフ」を始めたのだ。概要を表1に示す。

インタビューに応じてくれた参加者たち

　取り組み始めた当初は参加者も少なく、自己紹介や近況報告といった会話をきっかけにスタッフが提案した季節行事やウォーキング、茶話会などの活動を家族とともに実施する程度だった。しかし訪れる人が徐々に増えて回数を重ねることで「なんとなく見知った人と時間や活動を共にする」場としての意義が参加者間に育まれてきた。その頃から並行して家族会を開き同じ時間に本人たちだけで活動をするようになった。

表1　「ラフラフ」の概要

対　　象	・外来通院中の若年性認知症の方 ・自力で参加できたり、送迎できる家族や支援者がおり、約2時間の活動参加が可能であること
目　　的	・他者交流の機会（家庭以外の居場所確保） ・活動や交流による持っている力の発揮の機会（廃用症候群の防止） ・介護保険サービスへの導入のため、類似のサービスの経験・馴染み ・認知機能障害を踏まえた生活機能の評価と家族への介護法伝達
時　　間	・週1回金曜日、午後1〜3時
場　　所	・1階作業療法室（専用の部屋ではない）　裏庭に面しており静かで明るい
スタッフ	・臨床心理士、看護師、作業療法士、精神保健福祉士
内　　容	・2カ月に1回ミーティングにて活動（主として余暇活動）を計画し実施
家族報告	・活動予定を記載した案内とともに、毎回の活動報告を家族に送付
参加者	1回の平均参加者10名、男女比はその時々で異なる
年齢	50代〜60代が多い
疾患	アルツハイマー型認知症、脳血管性認知症、レビー小体型認知症、意味性認知症、大脳皮質基底核変性症　など

(島宏和, 他：若年認知症支援に利用するアクティビティプログラム, 認知症ケア最前線, 2012.より抜粋)

1〜2カ月分の活動予定を参加者間で話し合って決めるようになり、季節行事、園芸、スポーツ、料理、手工芸、ゲーム等の余暇的活動を中心に遊びながら、楽しみながら障害の困難さにうまく対処する術を身に着けようと取り組んでいる。活動自体を円滑にできることも大事ではあるが、それよりも参加者各々がその場の雰囲気を楽しめるようにすることで、本人たちにとって「気楽な」場所となっている。

　読者の中には、同じような年代で同じような病気の人たちが集まって、病気のことなどを話すことを想像できない人もいるかもしれない。でも「ラフラフ」はその名のとおり気楽な集まりなのである。その雰囲気や実態を少しでも正確にお伝えしたいと思い、「ラフラフ」のメンバーにインタビューをお願いした。

　以下に記す内容は2021年6月に筆者らが「ラフラフ」に参加して直接聞き取ったものである。この頃は参加者が10人くらいで、軽度認知障害および初期の認知症をもつ人が参加していた。認知症重症度でいえばCDR(Clinical Dementia Rating)が1程度までである。全員50〜60代であり、自身の病気を認識しており、人によってその理解の程度は異なるが「もの忘れの病気がある」ことはわかっている状況である。COVID-19のパンデミック中だったため、インタビューに参加したのは6人であった。男女構成は1人が男性で5人が女性。その男性は頼りになる存在として他の参加者の拠りどころになっている人物である。質問事項は主に以下の2つに絞った。

　「ラフラフ」へ最初に来たときの印象
　「ラフラフ」とはどんな場所なのか

「ラフラフ」へ最初に来たときの印象

「あんまり覚えてないけど……最初は緊張してたけど、今では楽しみの日々です。みんな準備してくれてるし、構えなくていいし」
「最初は不安だったけど、すぐに溶け込んだ」
「先生に言われてよくわからないまま来たけど、また来週来るのが楽しみになった」
「すごく不安があった。認知症っていうのがあったし、昔結婚した当初は家族も多かったけど、だんだん少なくなって夫と二人になって、二人よりみんなで過ごせるのがすごくよかった」
「偶然にも夫の妹の大親友のきょうだいのお嫁さんがメンバーにいたのでほっとした。その人がいたからなじめたかも……。いなかったらそうでも

なかったか……いや、そんなことないかな」［そう言いながら笑う］

「自分がちょっと認知症だったので、何軒か（病院に）行ったんやけど、ここでまあ、（認知症）といわれた人ばかりだし、いちいち何も言わなくてよかった。すんなりなじめた」

「仕事関係で……裏表がね、右左がわからなくなって……それでここ（浅香山病院）にきて、それでここ（ラフラフ）勧められて……ここでは違和感なかったなあ、第一、レントゲンとって詰まってるとかなんとか、薬とかでは治らんちゃうかなと思ってはいるけど……つくるのが好きで仕事でもそういうのしてたから、そういうのをここでもするので、いろいろできるし」［前述した男性の発言。このときも周りから「器用でムードメーカーだ」と言われて照れていた］

「みんなでいろんなことするのがもともと好きだったから、よかった」

「スタッフもやさしい」

「最初はラフラフがどんなところかわからなかったけど、同じ病気の人の集まりっていうので、まあ……少し安心」

「ラフラフ」とはどんな場所なのか

「ここは毎週楽しみで、私ずっときてるけど、その間１回だけ休んだんよね、主人が手術で入院した時に休んだだけ」

「同じ病気で来てるので、みんなお互いの気持ちがわかるので、安心だし、雰囲気もすごく良い」

「担当の人がいろいろ考えてくれて、みんなでできるのが楽しい。本当に気楽だし、元気になる」

「週に２回でもいい、毎日でも来たい」

「一番は、みんなでやってることがよくて、こういう場所があまりないから……別で着物の先生のところに通っているけど、そこは先生と１対１なので、それでもいいんだけど、みんなでこうやって集まるのは、もちろん着物の先生に病気のことは言ってるけど、やっぱり、同じ病気の人がいるので、１人で歌うたうよりも、みんなで『懐かしいね』と言いながら歌うのが良いね」［ちなみに最近歌うのは歌謡曲。沢田研二だとか……］

「すごい（スタッフが）準備してくれるので、ゲームとかそういう催しものが楽しいし、みんなでワイワイできてよい」

「家では息子夫婦や家族がいろいろしてくれるけど、みんな忙しいし、その間私の相手するのも……でも、ここだと気兼ねしないでいいしね」

「同じ病気の人の集まりっていうことだけど、集まりっていうよりも、な

んというか、集まりっていう感じではなくて、同じ病気の人が集まっているっていうことだけど、それを忘れさせてくれるくらい、いろいろなことができて楽しいし」

「新しい人がきても、あまり気にせず、みんなフレンドリーという感じで、初めて来た感じがない」

「いじめもないしね」［一同笑う］

「なんでもみんなでするから楽しい」［「一番好きな活動は？」に対し］

「懐かしいことをみんなでするのが楽しい。子どもの頃したこととか、1人ではしないよね。たとえばフラフープとか……」

「気がねがない。同じ病気で来ているのに、みんなフレンドリーですよ。家族も気を遣わないけど、友達と会えたっていう感じ」

「ご近所の集まりなんかは、知った人に会っても挨拶くらいしかしない。とくに込み入った付き合いがないので近所で気を遣うこともないけど、ここだと（さらに）気を遣わなくて安心」

「ラフラフのほうが運動もあるし、仲間もいるし、本当に何の気負いもない。気を遣わない場所があるっていうのがいい」

「ここでは飾らなくてよい」

「活動を専門家が立ててくれてるので安心もある。頼りになる」

参加をためらう人に何を伝えたいか

　交流が苦手で構えてしまう人に、どう伝えて参加を呼びかけるかについても語ってくれた。

「みんな同じ問題（病気）をもって来てるので、気をはらずに仲間がいると思って来てほしい」

「勧められたときに閉じこもり防止ということを言われて、そんなに閉じこもっていたわけではなかったけど、来たら本当に楽しみで、こういうところは本当になくて、同じ病気で大人数でワイワイできるので、本当に気を遣わなくてよい場所だということを知ったらいいのではないか」

「同じ病気の"同志"なので、いちいち"私こういう病気なんです。ぼけてるから忘れるんです"というような説明をしなくてもいい。みんなわかってくれるけど、みんなは違う人だから、本人はどういう気持ちかなんてわからないでしょ」

「私はあまり外では自分の病気を言わないけど、ここでは、わかってくれるので、そういう意味で言わなくてよいのが気楽」

「外にいるといろんな人がいるでしょ、信用できる人と口が軽い人。ここはそういうこと考えなくてよくて安心。何も言わなくてもわかり合えてる」
「ここでそういう病気の話をしないけれど、みんなわかってくれているという安心感があるので本当に金曜日が楽しみです」
「体裁つくらなくて素を見せていけばいいし、そういうことができる場所だということ」

　インタビュー中は終始笑い声が絶えず、冗談も言いながら皆が本当にリラックスした様子だったが、インタビューの最後に「もし〈ラフラフ〉がなかったらどうしますか？」という質問を投げかけたところ、一瞬場が凍りついたようになったのが印象的であった。そして「それは困る」「家でぼーっとしている」「ないと毎週金曜日が暇でしょうがない」「毎週の楽しみがなくなっちゃう」などの意見が相次いだ。彼・彼女らにとって「ラフラフ」の存在が毎日の暮らしのなかでいかに重要であるかを認識することができた。

スタッフのコメント

　メンバーのこうした話を受けて、スタッフ（作業療法士、臨床心理士）が感じたことも記しておこう。

「みんなで一緒に活動できるようにしているので、自然とお互いにコミュニケーションがとれることから、新しい人もすんなりと馴染めるのではないか」
「慣れない新人スタッフでもメンバーの方々がみんなで迎え入れてくれるので、自分に興味をもっていろいろ話しかけてくれて嬉しかった。そういう雰囲気がある」

ラフラフの卒業とその後

　残念ながら、ラフラフのメンバーたちの「病気」は進行性の疾患であることが多いため、徐々にこの活動に参加することがつらくなってくるときがいつかやって来る。また、当初は利用しにくかった介護保険サービスも徐々に活用し始めてデイサービスなどの回数が増えてくると、「ラフラフ」の「居場所」としての役目は終わる。ここを卒業するときには、メンバーやスタッフに涙で別れを告げる場合もあるが、多くの場合は緩やかにその後の生活にソフトランディングできることも、「ラフラフ」の特徴だと言える。

家族にとっての「ラフラフ」

　「ラフラフ」は認知症をもつ本人の活動の場なので、送迎や付き添いに来た家族はその間別室で待つ。この時間が家族の交流会となっていて、精神保健福祉士が参加してさまざまな社会保障制度の学習をしたり、家族間で本人とのかかわり方の工夫や地元のインフォーマルな社会資源の情報交換のほか、心理的なサポートも行われ、ときにはより深い交流にもつながっている。こうした家族のつながりは本人がラフラフを卒業した後も続くことがある。家族同士のつながりは、徐々に本人の認知症が進行していく状況を互いに励まし合って乗り切るための、「ラフラフ」最大の目的である仲間づくりのあり方そのものであり、やがて介護生活が終わった後もなお継続され支援の輪が脈々と受け継がれている。

不安で孤独な時間をかけがえのないものに変えていく

　着々と進行していく疾患と向き合うなかで、診断を受けた当初から同じ病気をもつ仲間と楽しく過ごせるのはどれほど心強いことだろう。「ラフラフ」のメンバーが言う「仲間がいる」「気楽な」「構えない」「わかってくれている」場所が彼・彼女らにはあるのだ。そこでは診断後の不安で押しつぶされそうな時間を、かけがえのないものに変えられるのである。

　母親がラフラフに参加していた娘さんはこう言う。「〈ラフラフ〉はもうだいぶ前に卒業して、今は母は施設に入っています。もう話も難しいのですが、〈ラフラフ〉に行ってよかったと本当に思います。やめた後も楽しかった思い出を何となく覚えてるようで、いつも笑顔でした。私たち家族にとっても、母の笑顔は何物にも替えがたく、そういう時間を過ごせたことに感謝しています。認知症になると病気のこと、制度のこと、本当に家族もたくさんいろんな勉強をしないといけません。それを〈ラフラフ〉で学ぶことができましたし、介護する仲間もできました。そういう意味でも〈ラフラフ〉はなくてはならない場所だと思います」。

介護保険サービスの利用に抵抗があるとき

在宅サービスコープヘルパーステーション堺東 居宅介護支援 介護支援専門員　平井 敬子

はじめに

　筆者はケアマネジャーになる前、認知症治療病棟でケアワーカーとして働いていた経験がある。主に患者さんの日常生活、食事・入浴・排泄などの援助を行い、看護師と協働で「治療と生活」の環境づくりに取り組むなかで、認知症の中核症状やBPSDの理解、かかわり方のポイントなど、教科書には載っていないような実践を経験させていただいた。

　しかし、病棟でいくら頑張っていてもわからないことがあった。それは「その人」（患者さん）がどこから来て、どこに行くのか？ つまり、これまでどのような環境で生活してこられ、退院後はどのような生活をされているのかということだ。在宅ケアの経験がなかった私は、どうしてもそこを知りたい、見てみたいという想いがどんどん強くなっていったのだ。

　今では、その知りたかった世界を直接目の当たりにできるようになって、在宅介護を支える厳しさや多職種協働の必要性を痛感している。本稿では、そんなケアマネジャーとしての日々の奮闘をお伝えしたいと思う。

「私は元気だから、大丈夫よ」

　「こんにちは、ケアマネジャーの平井です」これが、初めて訪問させていただく時の第一声である。多くの場合、事前にご家族が医療機関や地域包括支援センターなどに相談をされているので、その際にケアマネジャーの役割などについて説明をしたうえでご自宅へ伺う。それでもご本人には「この人誰？ ケアマネジャーって何？」と訝しく思われてしまうことがほとんどである。

いくら周囲の者が「この人には介護保険サービスが必要ではないか？」と思っていても、本人がそれを望まないことは珍しくないのである。どれほど懸命に「ご家族の希望に沿いたい」「この方の生活に良い影響をもたらすには何をしたらいいのか？」と考えても、ご本人にとっては「お節介な人」になってしまうのがケアマネジャーなのである。

　初回面談の際は、病院や地域包括支援センターからいただいた情報をもとに、必要となる介護保険サービスを念頭に訪問することが多い。高齢の方の場合「私はデイサービスに行くためのお手伝いをさせていただいています」「ヘルパーさんに掃除や買い物を手伝ってもらいませんか？」と切り出してから話を具体的に進めていくと、「介護保険」や「デイサービス」などの言葉を抵抗なく聞き入れていただける印象がある。だが若くして認知症になられた人に対しては、「介護」という言葉を用いることに慎重にならなければならないと強く感じることがあった。

　あるとき筆者は、病院の相談員から若年性アルツハイマー型認知症の女性・Ａさんを紹介された。診断からすでに数年経っており、当初同病院が運営する若年性認知症本人と家族の会に参加されていた。しかし、ここ１年ほど顔を見せない時期が続いていたところ、最近になって再び通われるようになったという。今のタイミングならデイサービスに行くことができるのではないかと考えて、相談員が介護保険サービスの導入を提案してくれたのだ。

　そこで筆者はまず、Ａさんの夫と面談し家庭での生活状況やご家族としての気持ちや考えをうかがった。するとＡさんは本人の会に進んで参加しているわけではなく、その前後にはいつも「なぜ行かないといけないの？」と不機嫌になるそうだった。夫はそんなＡさんをなだめることに疲れているのだとも話された。

　こうした場合に感じるのは、まず夫に協力していただかなければサービス導入は難しいということだ。認知症と診断を受け、何をしていいのかわからないまま時間が経ち、しだいに日常生活に変化が見られ始め感情が不安定になる妻をなだめながら、これまで一人ですべてを抱え頑張ってこられた夫にとって、サービスを導入することにどのようなメリットがあるのか。かえって負担が増えるだけではないのか……。だからまずは家族が「やってみよう」と心底思えるものにできなければ、この話は前に進まないと筆者は思った。

　病識のないＡさんにとって、理解できないままの介入が難しいことは想像ができる。しかし、Ａさんとあなたには家族以外とのかかわりが今後の生活に必要となるのだと夫に説明をし、Ａさんと面会することになった。夫には「自分は役所から来た者で、この近辺を担当している」という立場でお会いしますと伝え、Ａさんには「65歳以上の方のお宅を回り、体調確認に伺って

います」と、玄関先で15分ほど話をしてみたところ、ご本人は短期記憶が保てず取り繕いが顕著にみられる状況で、何度も夫の顔を見て確認するように「そうよね」と自分の発言の肯定を求めていた。

「私は元気だから、大丈夫よ」「おかげさまで介護も必要ないわね」と、こちらがドキッとする発言もあり、「また定期的に健康チェックのために訪問させてほしい」と言うと、「そんな必要はないです。私も主人も元気ですから」と表情が曇った。訪問後、夫に感想を伺うと「難しいね。デイサービスみたいな所に行くのは、無理だと思います」「誰かが家に来ることも嫌なほうですから」と諦めた感じだった。筆者もやはり、Aさんの警戒心が強く表情が硬かったことが気がかりだった。結局、その時は介護保険サービスの導入はできず、以後は時おり夫から近況を伺う程度になった。

信頼を得ること

そんななか、夫から「認知症が進行しているように感じることが増えました」という話があった。「今まで一人で出かけていた場所に、行けなくなってきています」「友人と会っても話題についていけないのか、もう誰にも会ってないですね」。初めてお会いしてから約1年が経過していた。Aさんは夫と買い物に出かける以外はほぼ自宅で過ごし、他者との交流もない生活になっているという。このままでは夫婦二人が孤立してしまうと考え、もう一度Aさんと会わせていただくことになった。

前回と同様「体調の確認に伺った」と説明し、他愛のない世間話をしてみたところ前回に感じた強い警戒心は感じられず、表情も柔らかい印象を受けた。夫に同意を求める際の「そうよね」という言葉も前回の語気とは明らかに違っていて、自信がもてない様子が伝わり、思わず自分で苦笑いするなどして場を和ませた。そこで筆者は〈今、話してみよう〉と、思い切ってデイサービスの説明をすることにした。ただし「デイサービス」という言葉は使わず、「健康維持のための運動ができる施設がある」と切り出し「一度、体験をしてみませんか？」と提案してみたのだ。すると意外にもあっさりと「そうですね」とAさんから返事をいただくことができたため、すぐにデイサービスを選定し少人数で比較的若い方が利用されている曜日を体験日に決めた。

しかし、結果はうまくいかなかった。Aさんは体験日の途中で帰ってしまい、付き添っていた夫は「もともと気を遣う性格だから、疲れたんだと思います。本人は自分が行く必要はないと思っていますから……」と、落胆を隠せないようだった。初めての場所で、知らない人の中で、自分がなぜそこにいるのかが理解できない状況は、Aさんにはただ疲れるだけで楽しめるもの

にはならなかったのだ。希望されたのだからデイサービスにつなげようと考えた筆者は浅はかだった。長い経過のなかでいずれは通所できればよく、その前にできることやそのために必要なことをまずしなければならなかった。

それは、Ａさんから信頼を得ることだ。

以前、ケアワーカーとして認知症治療病棟で働き始めたころは、毎日が「はじめまして」という具合で、患者さんから名前や顔を覚えていただくことはほとんどなかった。「忘れてしまう」のだから信頼関係なんて築けないのではないかと当初は思っていたのだ。しかし、そうではなかった。患者さんはたとえはっきりとした自覚や意思表示ができなくても「この人は安心できる、大丈夫」と思ってくださるのを感じることが次第にできるようになった。人が人に対し信頼をもつということは、至ってシンプルなことなのだ。それは誠実に向き合い、ていねいなケアをすることで互いに実感できるものだ。

Ａさんの件では、筆者にはサービスにつなげることを優先したいという焦りがあった。だが、あのとき本当に必要だったのはデイサービスではなく、Ａさんが夫以外の人にも心を開き警戒心を和らげることだった。そこで、筆者自身も含めてより多くの支援者に介入してもらうことがこのご夫婦には必要だと考え、訪問看護の利用を提案した。幸い「看護師」という職業についてはほとんど説明がなくともＡさんの理解を得ることができた。病院の看護師は治療の視点が主軸になるが、訪問看護師は生活全般を看る「医療と生活」の視点がある。ケアマネジャーにとってそうした医療職にかかわっていただくことは心強いものだ。

Ａさんの担当となった訪問看護師は、「最初は玄関先での訪問だったのですが、今ではリビングにお邪魔させていただいています。訪問する度に"なぜ看護師がくるの?"と、記憶がリセットされますが、根気よくかかわらせていただきます」と、語ってくれている。

「介護保険」といえば高齢者が利用するものだというイメージがあり、Ａさんのように提案する相手の年齢が若いほど抵抗感を示される可能性が高いことを理解する必要がある。自分の妻や夫が認知症になったことを人に言えず、家族が抱えこんでしまうことも若い人にはよく見られ、症状が進み何か困りごとが出てきたときに初めて「介護保険」を知るのである。

若年性認知症は老年の認知症よりも進行が早く、症状の変化に対する家族の戸惑いも大きい。若年性認知症になられた方の支援には家族の協力が不可欠でありその支援も同様に重要である。病気の進行を意味するそうした変化に対応できる提供事業所や社会資源に関する情報や知識を豊富に持ち、その人と的確に結びつけることができるのがケアマネジャーである。

病気を理解することの大切さ

　病棟で働いていたときに教わった「疾患の理解」は、ケアマネジャーにとっても同様に必須の知識である。疾患特有の症状や予後予測、それに応じたケア技術を提供する必要があるからである。そのうえで認知症をもつ方の人となりを理解する。置かれている環境や家族の想い、支援の受け入れはどうであるか。それぞれに性格を理解した関わり方のポイントなどをいち早く見つけ出すことが求められるのである。

　なかでも前頭側頭型認知症の場合は、その特徴的な症状についてよく把握し、かかわり方や介助方法、家族への声かけなどにきちんとした配慮ができる支援が必要となる。筆者がBさんの紹介を受けたのは、すでに病状の進行が中期を過ぎていると思われたころだった。徘徊時に行き倒れ状態で発見され、救急搬送先で検査を受けた際に前頭葉の萎縮が見られ、その後の鑑別診断で前頭側頭型認知症とわかり、介護保険の認定調査を受けたという。年齢は40代。同居する高齢の両親が息子のBさんの状態が「何かおかしい」と気づいてから4年が経過していた。

　筆者が話を伺った時、まず思ったのが「前頭側頭型の方が在宅で暮らしていたんだ……」という驚きだった。病院時代に「患者」としてかかわった経験からその特異な症状を理解していたため、「どうやって自宅で過ごせていたのか？」と思うと同時に、「介護保険を使いながら、自宅で過ごせるか？そんなサービスなんてないだろう」という気持ちが本音としてあった。紹介の際、作業療法士と言語聴覚士の介入が望ましいだろうとして、すでに病院側でこの2つを調整してくれていた。担当医師からBさんの現況を説明してもらい、まずはかかわる者皆が共通した状況理解と支援の方向性を共有するところから始めた。担当の訪問看護ステーションは、前頭側頭型認知症の方を看るのが初めてということもあり、一般的な中核症状と今後起こりうる症状、生活環境などを伺って、具体的なサービス内容を決めることになった。

　数日後、自宅を訪問した。Bさんは室内を周徊され、時おり私たちのほうを見て目を大きく見開き、また自室に戻ることを繰り返していた。すでに発語はなく、歩行はやや前傾ですり足、座っていただくことはできず、その場に留まることすら不可能だった。予想はしていたのだが、この状態で何ができるのか、そのときには全く想像ができない状態だった。しかし一つだけできることがある、いや、しなければいけないと強く思ったのは家族への支援だった。

　この数年、両親にとってBさんの行動は理解できないことばかりで、きっと精神疾患だろうと思い受診もできず、家庭内ですべてを抱え、誰にも相

談することさえできないつらい日々を過ごしてきたことを、お二人は淡々と語ってくださった。筆者にとってその言葉はとても重いものだった。そして、そのような状況であっても家族はBさんを入院させず自宅で看たいとおっしゃっていたのだ。その想いをじっくりと傾聴することが今の私の役目なのだと思った。

　さらに詳しく話を聞くと、Bさんは食事、排泄、入浴など日常生活全般に何らかの介助が必要になっており、そのほとんどを母親が行っていた。40代の息子を70代の母が介助するというのは、精神的にも肉体的にも非常に過酷なことだ。いずれは施設に入ることになるとは家族も理解されていた。しかし今の状態で入所すれば本人にもかかわるスタッフにも大きな負担となる。そこで、まずは家族以外の人と過ごす時間をつくることが必要であり、そのためには座って会話をする時間をもてるようにする必要があった。とにかくここから始めてみようということで、サービスの介入がスタートした。

デイサービスでの受け入れを目指す

　前頭側頭型認知症をもつ人は環境の変化に敏感で刺激に弱く、集中力が持続できなくて長く座ることが難しいという疾患特徴がある。Bさんも同様で、作業療法士が横について5分もしゃがんでおれず、部屋を出て行ってしまい同じ空間にいることすら難しい時もあった。そんな状態を目にした家族は「サービスに入ってもらうことが、本人にとってかえって悪影響になるのではないか？」「治らない病気なら、今していることに意味があるのか？」と疑念を抱いてしまうが、この病気は家族だけの介護では乗り切れない壁がある。困難の時期を少しでも遅らせたいし、今は準備期間だから結果を焦らず長い目で見ていただきたいと話した。

　それから徐々に、Bさんの行動に変化が見られ始めた。作業療法士や言語聴覚士の介入に臆することなく、長い時は10分程度座って課題に取り組むことができるようになってきたのだ。睡眠も安定し、自宅を飛び出すほどの徘徊もなくなってきていた。しかしそれは活動性の低下を意味しており、病気が進行していることが考えられた。現状を医師に報告すると、次の段階であるデイサービスをチャレンジしてはどうか？　というアドバイスがあった。家族以外の人ともかかわりがもてるようになったので、次は大勢の中で過ごせて自宅でなくとも食事や排泄、入浴ができるようになることを目指す。それは将来的な施設入所を見据えたことでもあった。

　訪問看護の管理者からも、今のBさんなら大丈夫ではないかと後押しがあり、デイサービス体験を調整することになった。しかし、これは大きな賭け

でもあった。もし施設側に受け入れができないと断られた場合に家族の落胆は大きなものになる。本人も家族も傷つけることになるのではないだろうか。何よりも、前頭側頭型認知症という病気を理解したかかわりをお願いできるデイサービスがあるのか。その時点では全く自信がなかった。

そんななかで、認知症の対応に優れたあるデイサービス事業所を選び、ともかく病状の説明とかかわりのポイントなどを伝え、体験入所をすることになった。まずは迎えの車に一人で乗っていただけるかどうかだ。不安を抱えながらデイサービスに到着するころ連絡を入れてみると、「車にも拒否することなく乗っていただきました」とのこと。それで筆者は「きっと大丈夫、デイサービスに行くことができる」と思った。しかし、施設側の回答は「受け入れが難しい」とのことだった。徘徊が激しくて目が離せず人員的にスタッフの対応ができないからだ。

施設では他の利用者とのかかわりも課題の一つである。トラブルにならないよう見守るのもスタッフの仕事であるため、それはBさんの安全を考慮した結論だったのだろう。残念だが、今回の経験で車に乗れたり、食事や排泄（紙パンツの交換）も行えて、何よりも自宅以外で過ごすことができた事実に対して希望をもつことができた。Bさんがデイサービスに行くことは無理ではないはずだ。

その後、若年性認知症の支援をされている担当機関に、Bさんと同じ病気を受け入れたことのあるデイサービスがないか打診してみたところ、該当する事業所があるという情報をいただくことができた。しかも幸運なことに、そこはBさんの自宅が送迎範囲内だった。でももしまた断られたらますます家族を傷つけることになってしまう。少し時期を改めたほうがいいだろうか……。とても悩んだが、進行に伴いBさんの活動性は低下しており、家族の介助に対する負担はますます大きくなる。今の状態であればデイサービスで介助のポイントを確立でき、デイサービスと自宅をバランスよく併存できるだろうと判断した。

こうして2度目の体験入所を実施した結果、この施設では受け入れてくれることになったのだ。Bさんと同じ疾患の方の受け入れを経験しているスタッフが多くおられ、筆者から説明するまでもなく対応のポイントを皆が熟知されていた。本人の行動を制止せず、危険は環境調整で回避するという考え方だ。デイサービスでの活動は毎回同じ流れで実施するほか、どのスタッフでも統一したかかわり方をしていただくことになった。それらは前頭側頭型認知症をもつ人にとって大変重要なポイントである。

担当した当初には想像もできなかったデイサービス通いだったが、Bさんは今も継続して通所してくださっている。病気の進行を止めることはできな

いが、すべての人が同じ経過をたどるわけではない。「在宅で生活するなんて無理」という考えをもつ必要はもうない。筆者はそれをBさんから教えていただくことができた。

病院と在宅の現場で学んだ、いくつかの大切なこと

ケアワーカーとして認知症治療病棟で働いていた頃、多くのことを患者さんとともに働いたスタッフから教わった。なかでも「認知症治療の第一選択は非薬物療法である」「認知症の人の行動には必ず意味がある」「症状が重篤であればあるほど、かかわる者の倫理観が問われる」。これらは今、介護を仕事としている私の原点になっている。そしてすべてがまず「病気を理解すること」から始まるのだということ。

さらに在宅ケアの経験から加えるなら「家族にとってはすべてが初めて」であることも。これは私が尊敬する認知症専門医からいただいたアドバイスでもある。日々多くのケースにかかわるなかで家族の戸惑いや不安に慣れてしまうことで、決めつけや横柄な支援になってしまいがちであることを自覚し、とりわけ導入時期や個々のサービス内容の説明においては、できるだけていねいに行うことを忘れてはいけない。

そうして常にご本人やご家族と真摯に向き合い、謙虚な気持ちを忘れない支援者でありたいと思う。

発症前からの夫婦や親子の関係に
どうかかわるか

つなぐ手と手／若年性認知症とともにあゆむ 子いるかの会（保健師） **清水 美代子**

はじめに

　認知症の人の発症前の夫婦や親子の関係は、認知症になってからの関係性にも大きな影響を与える。若年性認知症では介護者が配偶者であることが多いため、夫婦の関係をみるのはとくに重要だが繊細で難しい側面もある。

　そこで、「発症前の夫婦や親子の関係を手繰り寄せるための着眼点と支援」という形でまとめてみた。夫婦や親子の関係には、社会や支援者の有り様も深くかかわっていること、配偶者が若いことから内包している力にも着目すること、さらには発症前の夫婦関係を超えるものを私たちに示唆していることについても述べたいと思う。

発症前の夫婦や親子関係を手繰り寄せるための
着眼点と支援

1. 家族を単位としてみる

　若年性認知症は、本人とその家族がそれまで培ってきた関係を根本から揺るがしてしまう。成熟期を迎えた夫婦と成長期の子どもたちを、まるで未曽有の災害のように襲うのである。経済的な負担、子どもの教育や結婚、高齢の親との多重介護などに大きな影響を及ぼすだけでなく、定年前の不本意な退職や、家庭・社会での役割喪失感など本人の尊厳をめぐる深刻な事態にも直面する。したがって、支援者にとってまず重要なのは、家族全体をみること、家族を単位としてみることである。

　たとえば**事例1**では、「寿司割烹おく田」が単なる収入源ではなく夫婦の

＊1・2 実名表記について：事例1の奥田佐太郎さん・京子さんご夫妻および、事例4の吉田正己さん・由紀子さんご夫妻は、それぞれの意思により実名および実店名を記載しています。本書のために、力強く前向きで貴重な経験をご紹介いただき、ありがとうございました。。

● **事例1 「寿司割烹おく田」は生活のすべて……**[＊1]

　40年あまり「寿司割烹 おく田」を夫婦2人、二人三脚で切り盛りしてきた奥田佐太郎さん（享年72歳）と京子さん（67歳）。佐太郎さんが56歳のとき、ボーッとして仕事が手につかない、料理の段取りが悪くなる、刺身を切る幅が均等でなくなる、天下一品だった魚のさばきもうまくできなくなるなどの変化が現れ、59歳で若年性アルツハイマー型認知症と診断された。京子さんは先の見えない不安に押しつぶされそうになりつつ「お店は生活の全部。店を守らんとあかん」「大学生の子どももいる」と懸命だった。佐太郎さんの母や子どもたちも「お父さんから仕事を取り上げるのはよくない」と言いながらお店を手伝った。営業時間を短縮するなどして何とか数年間は頑張ったのだが、やがて京子さんが体調を崩し、佐太郎さんの母親や他の親族の介護も重なって、「店を続けたい」という気持ちを断ち切り、手放す決断をした。「お店、もうあかんかもしれん……」と言う京子さんに対し、佐太郎さんは「そうしたい（お店を閉めたい）んやったら、ええよ」と答えた。

　司法書士から佐太郎さんに店の売却について意思確認があったとき、当時若年性認知症相談センターの相談員だった筆者は、佐太郎さんの認知症の進み具合を考えると、そのような意思決定や意思表示に不確かさを覚えたのだが、40年間ともに生きてきた夫婦の信頼や絆はこちらの心配を蹴散らした。佐太郎さんは「京子に任せるわ」ときっぱりと言い切ったのである。

　店を畳んだ後、京子さんは周囲からデイサービスの利用を勧められたが、やんわりと断った。仕事でも二人一緒にいることが当たり前の夫婦だったため、しばらくの間、そんな二人の時間を愛しむように、遠出をしたり買物をしたりしながら過ごした。

大切な生き甲斐になっており、家族の歴史がいっぱい詰まった店であることがわかる。また**事例2**では、一般的なサラリーマン家庭の状況だが、生活の一変が子どもたちにも大きく影響していることを示唆している。

2. 環境に目を向ける

　仕事など活発に社会活動をしていた時期に若年性認知症を発症した人は、高齢者以上に社会環境の影響を強く受けることの厳しさにも目を向ける必要がある。

　事例2の藤田康子さんは、夫の会社に対し「どんな仕事でも良いので、続けさせてください」と雇用継続をお願いしたところ、「奥さん、ベビーシッターが要りますよ」と言われたことが、認知症と診断されたことよりもつらかったという。よく"認知症の人には社会参加が必要だ"といわれるが、そ

●事例2　生活が一変し、子どもも病んでしまう……

　　中規模会社の管理職だった藤田圭吾さん（仮名）。55歳の時に若年性アルツハイマー型認知症と診断され、1カ月後に自主退職（実質解雇）。当時高校生と中学生の2人の子どもは進学を控えていた。自宅での圭吾さんは「仕事を探さねば」と泣きながら電話帳をめくったり、「会社に行かなければ」と着替えようとしたり、急に子どもたちにお説教を始めるなどの行動がみられ、父親の変わりゆく姿に子どもたちは困惑し傷つき、ストレスから神経性胃炎や神経性脱毛になり、学校にいけない日もあった。妻の康子さん（仮名）はパート勤務で家計を支えようとしたが、圭吾さんの退職金も家のローンや生活費のためすぐ底をついた。康子さんは「毎日、毎日がどうなってしまうのだろう」「死ぬって怖いんやろうな。でもこんな生活は終わりにしたい」と追いつめられていった。

うではなく彼らは"参加していた社会を奪われた"と言うほうが適切であり、こうした状況は不条理と言わざるを得ない。

　このような状況下では、夫婦や親子の関係が崩壊するような事態がいつ起きても不思議ではない。たとえば全国認知症疾患医療センターが行った調査（平成24年6月～平成25年5月実施／認知症者全員を対象）では、家族の拒否により精神科病院から退院できない患者が相当数に上ることが示されている。また、地域の受け入れ施設の拒否で退院できない認知症の人も同様に相当数いる。そもそも認知症の人が精神科病院に入院する主な目的はBPSDの改善にあるのだが、たとえ良くなっても退院できないというこうした実態を、私たちの社会は重く受け止めなければならない。

3. 発症前の夫婦関係が浮かびあがる「場面」を逃さない

　本人が発する言葉や夫婦間での会話、何気ない振る舞いを通して発症前の夫婦関係の一端が浮かび上がる。**事例1**の奥田さん夫妻の間には計り知れない信頼関係が垣間見られた。「デイサービス」利用をめぐる選択ひとつを通しても夫婦の関係が映し出されている。あるいは、**事例3**の西田美紀子さんが示した何気ない振る舞いからも、発症前からの夫へのかかわり方を見てとれる。そのため、支援者は家族間で交わされる声のトーンや視線にもその関係性が反映されることを念頭に、五感を研ぎ澄まさなければならない。認知症以前に長年培われてきた夫婦や家族のあり方に、自分たちは無意識の思い込みをもって割り込んでいまいか振り返ってみる必要がある。

● 事例3　亭主関白でいい夫婦……

西田雄二さん、美紀子さん（仮名）夫妻のこと。若年性認知症の雄二さんに上着を着せようとした美紀子さんに、介護士がすかさず「自分でできることはしてもらうことが大事ですからね」と助言。美紀子さんは、「何のことかな？」といった表情。理由は、夫が認知症になる前からまめまめしく世話をするのが当たり前の夫婦関係だったからである。

4. BPSDにも家族との関係性を解く鍵がある

「BPSD」の出現という状況からは、家族の中で従来の役割を担おうと懸命となっている本人の姿や、それがうまくいかず自ら困惑する様子が透けて見える。**事例4**では、妻と亡き実母との間に存在した記憶を夫が察したことにより「突然歌い出す」という行為が、本人にとってはとても大切な意味がある表現だったことがわかる。支援者は「BPSDは困った問題だから何とかしなければ」と躍起になるのではなく、家族とともに「本人ニーズをBPSDからひもとく」努力が求められている。実際に多くの場合、このような事態が起きるのを危惧して、認知症の人は大切な人の冠婚葬祭すら出席させてもらえないのである。

● 事例4　葬式の席で突然歌い出す……[*2]

吉田正己さん（76歳）の妻、由紀子さん（76歳）がアルツハイマー型認知症と診断されたのは63歳の時だった。進学校をトップクラスの成績で卒業し、中学校教諭の傍ら4人の子どもを育て上げた由紀子さんは正己さん自慢の妻だった。しかし由紀子さんの実母が亡くなって通夜に出席した際、読経が流れるなか突然立ち上がって唱歌を歌い出したのである。厳粛な場でのそれは突然の行為だった。正己さんは「認知症を患っていても、その前に娘であり、妻であり、母である。認知症であっても心は生きている」「幼い頃に母親から教わった歌なのだろう。由紀子流のお別れの儀式だ」と受け止めた。

若年性認知症の「人」「家族」「地域」をつなぐ活動

1. 活動の基本

保健師は個別支援からスタートして、住民自らの主体的な行動を引き出し、組織的な問題解決へと発展させていく役割を担う専門職である。フリーな立場（在宅保健師）であっても、半ば住民としての立ち位置であっても、そ

うした役割を果たす姿勢に変わりはない。若年性認知症の場合、高齢での発症に比べて配偶者も若く行動力があるため、専門職や周りの人たちとの「つながり」を通じて介護者の力が発揮できるよう支援したり、互いに同じ仲間としての意識をもち支え合うという姿勢も筆者は大切にしてきた。

2. 高砂市における活動の概要

　平成25年、兵庫県高砂市では「自分たちが苦労したことを他の家族が味わわなくて良いように、発信したい」という、若年性認知症の夫を介護する妻たちの思いを組織化し、認知症の人の家族や若年性認知症に関心のある市民がともに参加する「高砂市若年性認知症とともに歩む子いるかの会」を立ち上げた。家族が日頃の思いを語り合い情報交換する「家族の日」と、認知症の本人とその家族、サポーターが集う「子いるかサロン」をそれぞれ月1回程度行っている。

　また平成28年度には、市内で活動している介護家族の会2団体とも連携して市民の認知症理解を広げる活動に着手し、さらに高砂市内のさまざまな団体・個人に働きかけて市民団体「つなぐ手と手」が生まれた。認知症をはじめとする障害者本人と家族を中心に据え、誰もが安心して暮らせるまちづくりを目指して活動しており、医療や介護の専門職、地域住民すべてに関わる問題として互いに協働することを大切にしている。

　また、夫を介護している妻たちの「子どもたちには迷惑をかけたくない」という言葉を受けて、それならば「子どもたちの生の声を聞こう」と考え、当事者に集まってもらった。これがきっかけとなり、若年性認知症の親とともに生きる子ども世代の会「∞むげん」が発足し、オンラインミーティング（Zoom）を通して他府県の人たちともつながっている。

3. 「子いるかサロン」の実際〜発症前の夫婦関係が蘇る

　「みんなで楽しむ」を主眼に置き運営しており、夫婦での参加者が中心である。発症前の夫婦関係を蘇らせることで関係の改善に寄与することを期待したプログラムの実際を以下に紹介する。

〈「寿司割烹 おく田」の蘇りプログラム〉
　会に参加する奥田京子さん（**事例1**参照）が、お店を畳んで一区切りついた頃に「店がなくなって寂しい……でも、前に進まねば」と涙ながらに語ってくれた。夫婦の生き甲斐がなくなり、おもてなしをする喜びを失い、社会と切り離される悲しみがいかに大きなものか。そこで考えたのが、ご夫婦の得意とするお寿司づくりランチをサロンのプログラムに盛り込むことだった。

当日、京子さんの傍らで寿司飯を混ぜ合わせ、フワフワの卵焼きのコツをサポーターに伝授。食事が終わった後には他の若年性認知症の人を見守りながら楽しそうに歌を歌い始めた。京子さんにプロポーズした時の歌も披露された。京子さんは「みんなが、おいしいって言ってくれることが何よりうれしい」と顔をほころばせ、ランチづくりは約1年間続いた。

〈「思い出を語る」プログラム〉
　認知症の人を理解するために「思い出を語る」というプログラムを考案。幼い頃の思い出、頑張った仕事、夫婦の馴初め、子育て時代のこと……。持参した写真を披露しながらさまざまな思い出が語られる。そして思い出される出来事とともにその時の感情も蘇ってくる。ある日はこんな場面があった。介護者の妻がリードして語っているのを遮るように、本人が会社にいた頃のエピソードを活き活きと語り始めた。初めて聞く夫の活躍話に驚く妻。「認知症の夫」ではなく、会社や社会に貢献してきた夫に対する敬いの念が妻の心に刻まれた。「思い出を語る」はまた、グリーフケアの場になることもある。

4. 家族と協働する地域づくりの実際〜発症前からの夫婦関係が深化する？
　認知症の人や家族にやさしいまちづくりを実現するためには、本人や家族との協働は欠かせない。家族にとっては、介護経験を活かした新たなつながりを経験することで、家族の暮らしや人生を充実させることができ、ひいては発症前からの夫婦関係を深化させることにもなる。以下に筆者が支援した2つの取り組みを紹介する。

〈「寿司割烹おく田」の新たな出発〉
　事例1の奥田京子さんは、事例4の吉田正己さんから勇気をもらい「私とお父さんのこれからの仕事は発信すること」に挑戦。若年性認知症の理解を図るために、各所で「奥田家物語」を語ってくれている。その際には佐太郎さん本人や長女が登壇することもある。「つなぐ手と手」を通じてさまざまな人や団体とも出会い、「子ども会」では子どもたちが「おくだ寿司物語」と題した演劇に取り組むという展開にもなった。そして、おくだ寿司で磨いた腕とおもてなしの心は「精神障がい者当事者の会」などでも発揮されている。「つなぐ手と手」のシンポジウムに京子さんが初めて登壇したとき、途中で涙ぐみ言葉を詰まらせてしまった。その瞬間、長男から「お母ん！頑張れ！」の檄が飛ぶ。京子さんはこう語った。「奥田家は不便だけれど、不幸ではありません！」

〈A市の若年性認知症への取り組みを進める〉

　隣接市の「加古川認知症の人と家族・サポーターの会」（「加古川元気会」）や、子いるかの会で出会ったA市に住む原井節子さん（仮名）の「夫を介護しているが、A市での若年性認知症の取り組みが遅れているので何とかしたい」という声を受け止めて、著者は節子さんと一緒にA市へ足を運んだ。そして、県社会福祉協議会若年性認知症生活支援センターが主催する当事者の会「若年性認知症とともに歩むひょうごの会」の地域会を、夫婦が暮らすマンションの集会室で行い、市や総合支援センター（生活上の困難を抱える状態にある市民のために設置された地域の支援機関）の職員にも出向いてもらう、という仕掛けづくりを行った。

　以降、市や総合支援センターが動き出し、冊子「若年性認知症のキホン」作成や節子さんら家族が立ち上げた若年性認知症家族会「ひまわり」「ひまわりサロン」への支援、若年性認知症の相談にも家族の会と協働して取り組んでいる。夫との間に確執も多かった節子さんだが「いろんな人とつながれたのは、夫のおかげです」と語っている。

専門職にとっても「師」となる家族たち

1.「ピアサポート」は、介護の本質へと導く

　家族介護者にとって、介護は「つらくてしんどくて、負担なこと！」だけだろうか。ピアサポートならではの力を見せつけられた場面を紹介する。

　関雅也さんの妻文香さん（ともに仮名）は、40歳半ばで発症し就労継続支援B型事業所に通所していた。雅也さんは会社勤めをしながら家事を担っており、妻のための弁当を「色合いを考えるのが結構楽しいんですよ」と思いながら毎日つくっていた。文香さんの認知症が進んで事業所への通所ができなくなり介護を要するようになると、雅也さんは仕事を辞めて介護に専念することを決断。「今は、妻を支えることが生活の中心ですが、これを"介護負担"というのには抵抗感があります。介護も悪くはないし、楽しいと思えることもたくさんあります」と話す。

　他にも、「雑念がない認知症の人の世界は、私たちが本来望む世界だと思います。介護をしているとその世界に入っていけるのです」と発言する人もいる。このようなとき、介護のしんどさを盛んに訴えていた家族の顔が和らぎ、重く冷たい空気の中に暖かな光が射し込んでくる。

2. 認知症の人の思いを形に変える

　事例4で紹介した吉田正己さんは、介護家族にとってだけではなく支援者

にとっても大きな存在である。認知症の人の気持ちに光を当てていくのがケアの本質であることを悟った正己さん。由紀子さんが特別支援学校で障害児教育に熱心に取り組んでいたこと、大学在学中から視覚障害者やハンセン病患者の支援ボランティアに力を注ぎ続けていたこと、平和への願いも人一倍強かったことに思いを馳せ、由紀子さんの意思を思いやりと行動に変えたいと思うようになった。

　そこで正己さんが中心となり、平成22年「介護者が悩みを打ち明けて終わりにするのではなく、そこから一歩前に進む会──本を読み、人の話を聴いて学び、苦境を乗り越えていこう」と、先述の「加古川認知症の人と家族・サポーターの会」（「加古川元気会」）を発足させた。毎年8月は千羽鶴を折って被爆地の広島に送っている。また、自宅を開放して「コミュニティカフェKNOT」を始めた。そこには由紀子さんの元教え子で障がいのある人や外国籍の人も集う場となっている。

参考文献

1）黒澤直子：認知症高齢者の家族介護者への支援に関する現状と課題. 人間福祉研究 14 巻, p121-128, 2011.（http://id.nii.ac.jp/1136/00000284/）
2）地方独立行政法人東京都健康長寿医療センター：若年性認知症の生活実態に関する調査報告書（平成 31 年 3 月）. p15-18, 2019.
3）全国認知症疾患医療センター連絡協議会：第 9 回資料〜認知症疾患医療センター実績報告書（平成 24 年 6 月〜平成 25 年 5 月）193 病院へのアンケート調査 精神科病院からの退院を妨げる要因.

孤立しない・させないためのサポート

特定非営利活動法人 いねいぶる 理事長（作業療法士）**宮崎 宏興**

はじめに

　孤立とは、何らかの要因が重なって社会（他者）とのつながりに自信を失い、自宅以外での生活の場が長期に失われている状態である。若年性認知症をもつ人の場合、日々の暮らしのなかで住環境、経済、医療など生活を維持するうえでの基盤はもちろん、やりがい・楽しみ・恋愛・仲間・愛着など、人生を生きる実感のために必要な多くのことも困難に直面する。

　暮らしのかたちは人によって異なるのが当然だ。それは自分の人生を全うするために必要とする条件の多様さでもある。人は誰でも誰かを勇気づけたり、助けたり、役に立ったり、愛し愛されたり、仲良くなったりケンカしたりできる。また、互いに「あなたの力と時間が必要だ」と言えるような関係性を築きながら、社会のなかで生きることができる。

　認知症という病気の進行状態や重症度とは関係なく、あらゆる人には誰かと何かを一緒に共有する機会が保障されなければならない。若年性認知症の孤立や孤独を考えるときに必要なのは、そうした十分な対話の時間と場所である。そこにあるものは、たとえば公園のベンチで感じられる心地よさであり、見慣れた風景が積み重ねてきた歴史であり、写真や手紙や握手で得られる感触であり、目と目を合わせて通じ合う何かである。こうしたすべての場がもつ力の大きさを、私たちは軽視してはいけない。

「非日常」が長期化すると「日常」になる

　若年性認知症のある人は、他の病気や障害のある人と同様に社会の成員と

しての自分を見つめ、「自分が望む街で暮らしたい」「働いて生活不安のない所得を得たい」「家族の一員でありたい」「自分らしく人生を全うしたい」と思い、過ごす時間や場所、所属するコミュニティを自分自身のものとして実感したいと常に願っている。

しかし実際には、病気を理由に社会への扉が重く閉ざされ、孤立へと追い込まれてしまうという現実がある。たとえば誰かが認知症になったと聞くと人はこのように言う。「これからの人生の価値を失ってしまい可哀想だ」「もう、あてにできない人になった」「もう自身のことを決断する力はないだろう」「何もできない無力な存在になった」「どんな行動をするかわからないから怖い」「哀れで見ていられない」「かかわりを持たず避けたい」「これ以上の回復は望めないだろう」「（本人にとって当たり前の行為をしていても）あんな障害を抱えているのに頑張っていて立派だ」。

人々のこうした拒絶や哀れみ、危険視に晒されることで、本人の前に耐え難く深刻な社会の障壁が立ちはだかる。そして、このような理不尽と辛い衝突を繰り返すなかで、いつしか社会が自分を見るような目で己を見つめるようになってしまい、社会から孤立した生活が長期化し始める。さらに、このような状況に陥った当事者を支えようとする専門職ですら、その診断や予見をもとにした先入観で喜怒哀楽をとらえて「不調」と決めつけたり、周囲の秩序や安心感を優先するあまり、本人の日々の暮らしを不自由で窮屈なものに追い込んでしまうこともある。つまり、よかれと思いながら知らずしらず認知症のある人と社会との分断を助長させている可能性があるのだ。

いったん日常に書き換えられた非日常の生活は、いつの間にかそれまで日常だった社会生活を、逆に非日常として認識させてしまう。それが、若年性認知症のある人が孤立から抜け出す最大の障壁となっているのである。

若年性認知症のある人と自分自身の生活を地続きにする

「何かあったら話だけでも聞くから、遠慮なく声かけてね」と、孤立を防ぐために他者から受けるさまざまな提案は、確かにその人の支えになる。しかしそれは孤立感や孤独を感じる状況に陥った人だけに必要なことではない。人と人が認め合い、励まし合うことは誰にも必要な営みである。なんとなく気分がすぐれないときでも、心身ともに調子がよい平常時であっても、人は同様に声をかけ合いながらコミュニケーションを保っている。

若年性認知症のある人の生活も、そんな日常の流れと地続きであることを念頭に置かなければならない。自分自身の移り流れる人生もまた、認知症の当事者とつながっているのだという感覚を、豊かなイマジネーションととも

に抱くことができれば、ほんの少しだけでも相手と孤独や孤立を分かち合えるかもしれない。

孤立しない・させないために

　若年性認知症のある人が孤立しないために、支援者としてできることを2つの視点と4つのヒントにまとめよう。

視点1：社会のなかに居場所があること
　居場所をつくるということは、単にその人が自由に居られる場所を用意するだけではない。社会またはコミュニティのなかで自分が誰かを必要としたり必要とされたり、誰かの役に立つといった人との関係性がそこに存在しなければならない。その人を取り巻く生活環境のなかで、そうした関係をその人なりの時間をかけて馴染み深いものにしていくことが必要である。

視点2：社会のなかに有意義な役割と責任があること
　役割をもつためには、それに必要な人や時間や場所を介して何ができるかを目に見える形で取り組んでいくことが大切である。有意義な作業を通じてそこでの役割を果たしながら、日頃の暮らしのなかに生きがいを感じ、責任ある新たな役割を探すことで、自身の可能性と能力を感じられるようになるのである。

ヒント1：その人の情報が循環し続けること
　孤立とは、情報が停止した状態だとも言える。その人のことを誰も語らなくなりどのような話題も社会で循環しなくなったとき、その人は孤立する。人間は他者とともに生きる年月と風景のなかにこそ、今確かに「ここに居る」という存在を実感できる。認知症の進行に伴い職業や社会活動を失うことがきっかけとなって、その人が「居なかった」ことに決してならないように、ささやかであってもその人の情報が社会にあり続けられるための居場所と役割づくりを支援していかなければならない。

ヒント2：身体の同調
　たとえ会話が十分でなくても、人は目を合わせたり行動を共にするなかでお互いの身体の動きを感じ合い、同調し合いながら、自分自身の動きを形成していく。そうして他者と通じ合うことで相手の存在を通し自己を再認識していくことができる。

ヒント3：自他の周縁が曖昧になること

　優しい介助者が身近にいたとしても、その「優しさ」によって認知症をもつ人の生活上の選択がすべて決定され制御されてしまえば、本人は孤独になってしまうだろう。一方通行の関係ではなく、時間をかけて互いの所作や呼吸が通じ合い、暗黙のうちに立場の違いが曖昧となるような関係性を育めれば、誰かと対等な何かを分かち合うことで得られるある種の安心感が芽生える。反対にたとえ大勢の人のなかにいても誰とも何も共有できず、自分のなかだけで完結してしまう状況では、その人は孤立を感じてしまうだろう。

ヒント4：それぞれに流れる時間の差を減らしていく

　当事者と支援者は、対話を重ねながら時間をともに過ごしていくことで、最初のうちは噛み合わなかった互いのリズムや間合いが次第に整い、揃い始める。そうすると徐々に本人は「一人ではないんだ。自分だけが孤立した時間の流れのなかにいるわけではないのだ」と、安心することができるだろう。

混じり合いの場づくり

　ここまで述べてきたことを踏まえて、若年性認知症のある人が社会的孤立に陥らないように筆者が働きかけた事例をいくつか紹介する。

障害福祉サービス事業所から広がる社交

　Tさん（50代男性）は、若年性認知症の診断を受けて以降、自宅で過ごすことが増えた。妻によるとテレビを見ていることが多く、ぼーっとしている時間も増えてきたという。そこで、Tさんに今できることを通して働きながら生活を送れるよう、就労継続支援B型事業所を利用することになった。通所当初は事業所の前でためらい、中に入るまで周りをうろうろとして時間がかかっていたが、次第に慣れてくると話し相手もできていった。自分から他の人に話しかけることはなかったが、誰かに声をかけられたり仕事に誘われたりするようになると、笑顔を見せ会話が進むようになった。

　病気になる以前に長年働いていた頃の話を嬉しそうにするTさんは、就職を目指している他の利用者から憧れの存在として受け止められていた。その後も通所を重ねながら、やがて症状の進行とともにADL介助の必要が高まるにつれて徐々に介護サービスへ移行された。

ピアサークルでできた知り合い

　Sさん（60代男性）は、地元の喫茶店を借りて開催されていたピアサークル

（若年性認知症の会）に、妻と一緒に参加していた。「夫はずっと自宅にこもっていて、この会へ参加するときくらいしか外出することがないんです」と語る妻のそばで、当初Sさんは言葉少なげに座っているだけだった。

　しかしある日、その喫茶店の厨房で食器洗いを手伝う機会があり、それ以後は別の参加者と一緒に厨房で過ごす時間がもてるようになった。話し相手ができたSさんの姿を写真に撮り、会の終わりに手渡すと、次回の参加を楽しみにするようになっていった。

子ども食堂のボランティア

　Nさん（50代女性）は、若年性認知症の診断を受けて以来、自宅で閉じこもりがちな生活が続いていた。同居している娘が外出の機会をつくろうと、昔から好きだった買い物や水泳などに連れ出してもあまり気乗りがせず、引きこもる生活が長期化していった。

　ある日、Nさんの孫が遊びに通う子ども食堂で、ボランティアを募集していることを娘から聞き、「孫のためなら」と調理を手伝いに行ってみることにした。娘が事前に食堂のボランティアグループにNさんの症状を伝えると、快く受け入れてくれた。こうして親子で参加しながら子どもたちと会話したりごはんを食べたりして時間を過ごすようになった。Nさんはときどき疲れたそぶりを示すこともあるが、休憩して子どもたちの様子を見ているときにも笑顔がよく見られた。本人は「自分にも役に立てることがあって嬉しい。子どもたちが可愛い」と語っていた。

おわりに

　「若年性認知症があるから不自由に違いない」とか、「心身が病んでいる」と決めつけられるのではなく、社会に生きる誰もが当然のように享受している事がらのいくつかを、彼らはただ普通に得たいと望んでいる。人が人生を全うするために必要とする条件には違いがある。誰であっても自身が輝ける部分に気づく力を備えており、他の人や社会との縁を結んでいくことができるのだ、という視点を私たちは大切にしたい。若年性認知症のある人にとっての孤独や孤立とは、自分の世界で起こっている事実（人はそれを幻視などと言う）が否定され、自分だけが取り残されていく恐怖によってもたらされる。そんなとき、病の陰に隠れてひっそりとしていたいという気持ちと、自分を社会に役立てたいという想いが心のなかで揺れ動くのだ。そうした矛盾も自然なことなのだと受け止める姿勢を忘れずにいたい。

若年性認知症をもつ本人からの社会提言

「私たちのことは、私たちが決める」

兵庫県社会福祉協議会 福祉支援部 部長／ひょうご若年性認知症支援センター 所長　荻田 藍子

切実な声を社会に届ける

　兵庫県では平成25（2013）年6月に、全国2番目となる「ひょうご若年性認知症生活支援センター」（平成30年4月「ひょうご若年性認知症支援センターに改称」、以下：センター）を設置し、県社会福祉協議会がその運営を受託している。これまで累計4,000件もの相談に対応してきたなかで、若年性認知症の本人からさまざまな強い思いや願い、苦悩や訴えを受け止めてきた。社会人であり家庭人であり親である人が、病気をきっかけに当たり前に担ってきたことを制限されることに加え、医療・介護だけでなく、就労や経済問題、子育てといった生活を送るうえで多岐にわたる問題に直面する現実に、本人・家族のだれもが大きな葛藤を抱えている。

　「職場に迷惑をかけているかもしれない。でも働きたいから努力したい」「絶望から1日でも早く抜け出せるための、希望がもてるような情報がほしい」「運転ができなくなると、妻が仕事をしながら病院の送迎に買い物、介護……。ぶっ倒れてしまう」。これら一人ひとりの切実な声を束ね、問題を社会化するために、平成27（2015）年に「若年性認知症とともに歩むひょうごの会」（以下、「ひょうごの会」）を立ち上げ、センターが事務局を担ってきた。

就労と外出をめぐる課題

　きっかけは、前年にセンターが主催したフォーラムで藤田和子氏（現：日本認知症本人ワーキンググループ代表理事）が語った「本当に必要な支援は本人に聞かないとわからない」という言葉であった。これに共感した兵庫県在住の若年性認知症本人の発意に基づき、約1年の準備期間を経て「ひょうごの会」が発足した。「私たちのことは、私たちが決める」「自分たちの問題を社会の問題に」を目標に掲げ、若年性認知症の本人、パートナー、サポーター全員が当事者として集まり、意見交換を重ねてきた。

そうして家族を含めた当事者の声に耳を傾けるなかで見えてきた社会生活上の課題が、「就労」と「外出（運転）」であった。「ひょうごの会」では平成27（2015）年度と平成28（2016）年度に、これらを整理しまとめた冊子「いまを生きるいまを歩く」を発行し、発信を行った。当事者が収入面だけでなく、生きがいでもある仕事を続けることができなくなるという事実は、働き盛りの年齢であるほど重くのしかかる。また運転についても、通院や買い物だけではなく通勤手段としていた場合には、そのために勤務の継続ができなくなるなど生活全体への影響が思うよりも大きい。

当事者の声を地域でどう実現するか

　こうした課題は、県が設置する若年性認知症自立支援ネットワーク会議などでも取り上げられてきた。就労に関しては兵庫県施策として、認知症理解を促進するための働き盛り世代を対象とした研修や企業への出前講座の形で取り組まれている。また当センターにおけるケース支援においては、兵庫障害者職業センターや障害福祉サービス事業所等と連携し、本人の意向と状態像を把握するとともに、雇用先を訪問して就労継続のための環境設定について相談し、本人、家族、職場関係者、福祉専門職、医師らで就労について検討する場を調整してきた。センター相談員は、職場を含めた関係機関とともに、本人や家族の揺れ動く気持ちを共有し、時に職場の不安を聞きながら、とことん話し合うことに留意してきた。

　手探りだった就労支援もこうしたケースを積み重ねて、必要な働きかけや資源などがみえ、県域での雇用・就労に関する会議体への参画も促進された。今後はこれらの経験を生かし、就労支援を含めた若年性認知症の方への支援が本人の身近な地域で構築されていくよう、市町や認知症疾患医療センターなどを中心とするネットワークづくりへの働きかけを強化する予定である。

　一方、外出問題については「ひょうごの会」として対応策の検討と具体的なアクションには至っていない。認知症における免許証返納をめぐる現状と課題について意見交換を行う機会は増えてきたが、地域に根ざした移動手段の確保と社会参加について「ひょうごの会」において引き続き意見交換を重ねていきたい。会としてのアクションは、意見交換とその成果物である冊子発行・普及にとどまらない。「ひょうごの会」の構成員が地域に出向き、当該自治体職員と当事者が意見交換する機会を設けてきた。これをきっかけに当事者会の発足や行政と当事者会の連携体制づくりにつながった市もある。

政策形成への参加

　最後に、本人の社会提言活動を進めていくうえでの今後の課題について2点触れたい。ひとつは、「ひょうごの会」の運営上の課題である。現在、当会では病気の進行で意思表出が困難になったり、介護負担のために会への参加が困難な家族が増えている。今後もこれまで思いを発信してきた仲間を置き去りにすることなく、本人が望む限り参画できる策を見出すなど運営の工夫が必要になってきている。あわせて、新しいメンバーの参加など持続的運営についても検討する時期にきている。

　もう一点は、政策形成への当事者参画である。兵庫県では県健康づくり審議会認知症対策部会への認知症の人本人の委員就任など、認知症施策を検討する会議に当事者が参画する動きが出てきている。身近な生活圏域できめ細かな支援体制が構築されていくためにも、行政計画などの政策形成場面への当事者参画を促進することは非常に重要である。

「支援の受け手」ではなく「主体者」として

　兵庫県での社会を変える提言活動は始まったばかりであり、当事者にとって成果といえるものはまだ獲得できていない。何十年の前に比べれば認知症への理解が進んだとはいえ、「認知症のある人は何もわからない人、できない人」いう根深いレッテルと、それに基づく社会システムが厳然としてある。ときに福祉専門職にも、私自身の中にもそれが存在していることに気づいてやり切れない思いになる。

　「職場から『認知症の人間にやってもらう仕事なんかない』と言われた」「意味性認知症と伝えると、福祉職から『受け入れできる施設はないから自分で探して』と言われた」「福祉の人は認知症の人が困ごとを表出してくれないと意味がないと思っている。でに私らにもできることはたくさんある」という話を聞くにつれ、こうした声を上げなくてすむ社会にしていくために何ができるだろうと思う。でもだからこそ、当事者同士が互いの声や思いを聴き合い、それらを束ね、協働で解決に向けたアクションを続けていくことが重要なのだろう。また、認知症本人や家族が「支援の受け手」だという刷り込みから脱して「主体者」としてみること、支援者と呼ばれる人たちも同様に「主体者」として自身をかかわらせていく、という認識の転換が必要になる。

　「ひょうごの会」はまさにそうした場であり、単なる思いの交流だけでなく、相互の気づきと対話を通した自己解放・エンパワメントを導き、次の展開へ向け力を合わせていく場所なのである。

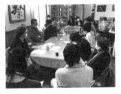

〈参考〉「若年性認知症とともに歩むひょうごの会」発行物の入手は以下まで。
https://www.hyogo-wel.or.jp/public/jakunen.php
問い合わせ：TEL. 078-242-0601

若年性認知症の本人と家族を支えるための社会資源

	異変に気づく	認知症と診断される	仕事の継続を考える
本人	〈エピソード例〉 ・仕事のミスが増えて落ち込んだ ・自家用車を運転中にぶつけてしまうことが増えた	・かかりつけ医から認知症を疑われ、認知症専門病院を受診した ・若年性アルツハイマー型認知症と診断された	・職場に病気のことを報告した ・ジョブコーチをつけた ・その後休職し、職場に退職をすすめられた
家族	・何度も同じことを言い、元気がなく様子がおかしいと感じた	・診断結果にショックを受けた ・どのような治療があるかなど、病気のことを知りたいと思った	・通勤で道に迷わないか心配になった ・解雇されないか不安になった ・経済的な社会支援について知りたくなった
相談・利用先	○保健センター ○地域包括支援センター	○地域包括支援センター ○かかりつけ医 ○精神科／認知症専門病院 ○自治体の地域福祉課	○地域包括支援センター ○職場の産業医 ○ジョブコーチ
社会資源		①自立支援医療制度	②特定医療費助成制度 ③傷病手当金 ④障害年金 ⑤精神障害者保健福祉手帳

①自立支援医療制度：精神科において、通院による治療を継続的に必要とする程度の精神障害を有する人のための、通院医療費の助成制度／原則1割の自己負担（所得に応じた自己負担上限額設定。

②特定医療費（指定難病）助成制度：難病法に基づく医療費助成制度。認知症疾患も対象になる場合がある（大脳皮質基底核変性症、進行性核上性麻痺、パーキンソン病など）。医療機関での診察・治療代、薬局でのお薬代、訪問看護や訪問リハビリの費用助成。所得階層区分に応じて月の自己負担上限額がある。

③傷病手当金：業務上でないけがや病気のために働くことができず、会社を休んだ日が連続して3日間以上あり、4日目以降休んだ日に対して事業主から十分な報酬が受けられない場合に支給。支給額は標準報酬月額の3分の2の金額。支給期間は最長1年6カ月。

④障害年金：初診日において加入している制度から次の条件で受給される。被保険者期間の3分の2以上保険料を納付していること／障害認定日（初診から1年6ヶ月後）において障害等級に該当する障害状態であること／原則65歳の2日前までに請求すること（ただし

65歳より前に初診日があり、かつ障害認定日において認定基準を満たす障害状態にある場合は請求可能）。

⑤精神障害者保健福祉手帳：初診日から6カ月以上経過で申請可能。障害の程度により1級から3級まで。1級に該当すると重度障害者医療費助成制度の対象となる。税制上の優遇措置、携帯電話の利用料割引、公的施設の利用料減免といったメリットがある。手帳の取得により障害福祉サービスの利用申請が可能となる（⑥を参照）。

⑥障害福祉サービス：障害者総合支援法に基づく制度。精神障害者保健福祉手帳取得により利用が可能。就労継続支援B型施設（就労機会の提供の場として利用する授産施設や作業所など）、余暇活動などの同行支援（認定されれば最大40時間／月まで利用可能）がある。

⑦高額療養費制度：自己負担限度額は、901万円を超える世帯→3回目まで252,600円（医療費が842,000円を超えた場合は、超えた額の1%を加算）、4回目以降140,100円／600万円を超え、901万円以下の世帯→3回目まで167,400円（医療費が558,000円を超えた場合は、超えた額の1%を加算）、4回目以降93,000円

介護サービスを受ける	在宅介護／施設入所

・覚えていないことや、できないことが増えてきた ・仕事の継続が難しく退職した ・家族会やデイサービスに行き始めた	・話さなくなり表情もなくなった ・家族のことがわからなくなった ・身体介護が中心となり、食べるとむせるため誤嚥性肺炎のおそれが出てきた	
・一人でできないことが増え、家族だけで介護することが難しくなってきた ・今後どうしたらいいか、他の人の話が聞きたくなった	・意思疎通ができなくなった ・家で過ごしてほしいが、介護の負担が大きく限界も感じ始めた	
○地域包括支援センター ○デイサービス ○作業所 ○認知症本人・家族会 ○訪問看護 ○訪問リハビリ ○ホームヘルプ	＜在宅＞ ○地域包括支援センター ○デイサービス ○デイケア ○ショートステイ ○訪問看護 ○訪問リハビリ ○ホームヘルパー	＜施設＞ ○特別養護老人ホーム ○老人保健施設 ○介護療養型医療施設 ○小規模多機能居宅介護 ○認知症対応型通所介護 ○グループホーム
⑥障害福祉サービス（就労継続支援B型／移動支援） ⑦高額療養費制度 ⑧高額介護サービス費支給制度 ⑨高額医療・高額介護合算療養費制度	⑩成年後見制度 ⑪特別障害者手当 ⑫生命保険・住宅ローン高度障害特約 ⑬紙おむつ給付事業	

/210万円を超え、600万円以下の世帯→3回目まで80,100円（医療費が267,000円を超えた場合は、超えた額の1％を加算）、4回目以降44,400円／210万円以下の世帯→3回目まで57,600円、4回目以降44,400円／市民税非課税世帯等→3回目まで35,400円、4回目以降24,600円。
⑧高額介護サービス費支給制度：1カ月の利用者負担限度額は次のとおり。第1段階→生活保護受給者など15,000円（個人）／第2段階→公的年金等収入額と合計所得金額が80万円以下もしくは老齢福祉年金受給者15,000円（個人）／第3段階→市民税非課税世帯24,600円（世帯）／第4段階→一般世帯37,200円（世帯）、現役並み所得相当44,400円（世帯）
⑨高額医療・高額介護合算療養費制度：世帯内で医療保険と介護保険両方の自己負担がある場合で、自己負担が高額になった場合、両方の自己負担の合算について限度額を適用できる。自己負担額は毎年8月から翌年7月末までの年額で算定される（要申請）。
⑩成年後見制度：認知症、知的障害、精神障害等により、判断能力が不十分な人の法律行為（財産管理や契約の締結等）を、家庭裁判所が選任した成年後見人等が本人を代理することで本人の保護や支援を行う、民法の制度。
⑪特別障害者手当：20歳以上の障害者で重度の障害（1級および2級の一部）が重複しているか、または日常生活動作が1人でできない重度障害者が対象。支給額は（26,940円／月；平成30年度）。所得制限あり。3カ月以上の長期入院者、施設入所者は対象外。窓口は区役所・地域福祉課。
⑫生命保険・住宅ローン高度障害特約：認知症の進行によって高度障害状態になった場合、保険料の払い込み免除や住宅ローンの返済免除になる場合がある。各生命保険会社、融資を受けた金融機関に問い合わせが必要。
⑬紙おむつ給付事業：給付内容は各自治体により異なる（例：65歳以上、要介護3～5、市民税非課税世帯の3要件を満たす）。紙おむつと交換可能な給付券（例：月額9,000円が上限）を交付。入院中で病院が紙おむつの持ち込みが不可の場合、おむつ代を支給。生活保護世帯、介護保険施設入所中は対象外。

〈参考資料：大阪府堺市「若年性認知症とうまくつきあうためのガイドブック・事例編」、公益財団法人浅香山病院「もの忘れ家族教室」〉

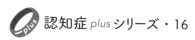

認知症plusシリーズ・16

認知症 plus 若年性認知症
多職種協働で取り組む生活支援

2022年3月25日　第1版第1刷発行　　　　　　　　　　　〈検印省略〉

編集●山川みやえ・繁信和恵・長瀬亜岐・竹屋 泰

発行●株式会社 日本看護協会出版会

〒150-0001　東京都渋谷区神宮前5-8-2 日本看護協会ビル4階
〈注文・問合せ/書店窓口〉Tel / 0436-23-3271　Fax / 0436-23-3272
〈編集〉Tel / 03-5319-7171
https://www.jnapc.co.jp

デザイン●大野リサ
本文デザイン●認知症plus編集部
表紙カバーイラスト●コーチはじめ
印刷●株式会社 フクイン

©2022 Printed in Japan　ISBN 978-4-8180-2398-7